四川省社科联科研课题
重庆金阳集团热情支持

巴蜀名医遗珍系列丛书
主编 马烈光

彭宪彰
叶氏医案存真疏注

彭宪彰 编著

中国中医药出版社
·北京·

图书在版编目（CIP）数据

彭宪彰叶氏医案存真疏注/彭宪彰编著.—北京：中国中医药出版社，2016.10（2025.6重印）

（巴蜀名医遗珍系列丛书）

ISBN 978-7-5132-3636-2

Ⅰ.①彭… Ⅱ.①彭… Ⅲ.①医案—汇编—中国—清代 Ⅳ.① R249.49

中国版本图书馆 CIP 数据核字（2016）第 222786 号

中国中医药出版社出版
北京经济技术开发区科创十三街 31 号院二区 8 号楼
邮政编码　100176
传真　010 64405721
北京盛通印刷股份有限公司印刷
各地新华书店经销

开本 880×1230　1/32　印张 4.5　字数 107 千字
2016 年 10 月第 1 版　2025 年 6 月第 5 次印刷
书号　ISBN 978-7-5132-3636-2
定价　29.00 元
网址　www.cptcm.com

如有印装质量问题请与本社出版部调换
版权专有　侵权必究

服务热线　010 64405510
购书热线　010 64065415　010 64065413
微信服务号　zgzyycbs

书店网址　csln.net/qksd/
官方微博　http：//e.weibo.com/cptcm
淘宝天猫网址　http：//zgzyycbs.tmall.com

《巴蜀名医遗珍系列丛书》编委会

主　　审　李克光
顾　　问　刘敏如　马有度　陈先赋

主　　编　马烈光
副 主 编　刘达平　蒋建云　王扶松　赖国祥
编　　委　传　鹏　张　伟　秦　源　赵羚妤
　　　　　杨　蕻　尹　巧　钟燕宇　秦凯华
　　　　　黄桂玲　李艳艳　夏仲良　夏　炜

文字校对　孔竞谊　司原成　陆柳如　郑倩华
　　　　　杨芳艳　赵柏恒

出版者言

　　《名医遗珍系列》旨在搜集、整理我国近现代著名中医生前遗留的著述、文稿、讲义、医案、医话等等。这些文献资料，有的早年曾经出版、发表过，但如今已难觅其踪；有的仅存稿本、抄本，从未正式刊印、出版；有的则是家传私藏，未曾面世、公开过，可以说都非常稀有、珍贵。从内容看，有研习经典医籍的心悟、发微，有个人学术思想的总结、阐述，有临证经验的记录、提炼，有遣方用药的心得、体会，篇幅都不是很大，但内容丰富多彩，各具特色，有较高的学术和实用价值，足资今人借鉴与传承。

　　寻找、搜集这些珍贵文献资料是一个艰难、漫长而又快乐的过程。每当我们经过种种曲折得到想要的资料时，都如获至宝，兴奋不已，尤其感动于这些资料拥有者的无私帮助和大力支持。他们大都是名医之后或其门生弟子，不仅和盘托出，而且主动提供相关素材、背景资料，很多人还亲自参与整理、修订。他们的无私品质和高度责任感，也激励、鞭策我们不畏艰难，更加努力。

有道是"巴蜀自古出名医"。巴蜀大地，山川俊秀，物产丰富独特，文化灿烂悠久，不仅群贤毕集，而且名医大家辈出，代有传人，医书诊籍充栋，分量十足，不愧为"中医之乡，中药之库"。因此，我们特别推出《巴蜀名医遗珍系列丛书》，精心汇集了陈达夫、吴棹仙、李斯炽、熊寥笙等16位现代已故巴蜀名医的珍贵遗著、文稿，以展现巴蜀中医的别样风采。尤其值得一提的是，此次由巴蜀名中医马烈光教授亲任主编，年逾九旬的中医泰斗李克光教授担纲主审，确保了这套丛书的高品质和高水平。另外，还有相当部分的巴蜀名医资料正在搜集整理中，会在近期集中出版。

今后，我们还将陆续推出类似的专辑。真诚希望同道和读者朋友提出意见，提供线索，共同把这套书做成无愧于时代的精品、珍品。

中国中医药出版社

2016年8月4日

前言

自古以来,以重庆为中心所辖地区称为"巴",以成都为中心的四川地区称为"蜀",合称"巴蜀"或"西蜀"。隋代卢思道曾云:"西蜀称天府,由来擅沃饶。"巴蜀大地,不仅山川雄险幽秀,江河蜿蜒回绕,物产丰富独特,而且文化灿烂悠久,民风淳朴安适,贤才汇聚如云。现代文学家郭沫若曾谓:"文宗自古出西蜀。""天府"巴蜀,不仅孕育出了大批横贯古今、闪耀历史星空的大文豪,如汉之司马相如、扬雄,宋之"三苏"等,也让"一生好入名山游"的李白、杜甫等恋栈不舍。

更令人惊叹者,巴山蜀水,不仅群贤毕集,复名医辈出,代有传人。早在《山海经》中已有"神医"巫彭、巫咸,其后,汉之涪翁、郭玉,唐之昝殷、杜光庭,宋之唐慎微、史崧,清之唐宗海、张骥、曾懿等,举不胜举。尤其在近现代,名噪一时的中医学家,如沈绍九、郑钦安、萧龙友、蒲辅周、冉雪峰、熊寥笙、李重人、任应秋、杜自明、李斯炽、吴棹仙等,均出自川渝巴蜀。如此众多出类拔萃的中医前辈名宿,其医德、医术、医学著述、临床经验、学术思想及治学方法,都是生长、开放在巴蜀这块大地上的瑰丽奇葩,为我国中医药事业的发展增添了光辉篇章,是一份十分值得珍惜、借鉴和弘扬的、独具特色的宝贵民族文化遗产和精神财富。

"自古巴蜀出名医",何也?

首先,巴蜀"君王众庶"历来重视国学。巴蜀地区历史文化厚重,广汉三星堆、成都金沙遗址等,不断有考古学新发现揭示着本地文化的悠久。西汉之文翁教化为巴蜀带来了中原的儒道文化,使巴蜀文化渐渐融入了中华文化之中。而汉之司马相如、扬雄之文风,又深深体现着巴蜀文化的独特性。巴蜀人看重国学,文风颇盛,即使在清末民国之初,传统文化横遭践踏时,巴蜀仍能以"国学"之名将其保留。另外,蜀人喜爱易学,宋朝理学家程颐就说"易学在蜀",体现出易学是巴蜀文化的重要特征。"医易同源",易学在巴蜀的盛行,使巴蜀中医尤易畅晓医理并发挥之。就这样,巴蜀深厚的文化底蕴为生于斯、长于斯的巴蜀中医营造了一块沃土,提供了丰厚的精神濡养。

其次，巴蜀地区中医药资源得天独厚。四川素有"中药之库"的美称。仅药用植物就有5000余种，中药材蕴藏量、道地药材种类、重点药材数量等，均居全国第一位。"工欲善其事，必先利其器"，有了丰富的中药材资源，巴蜀中医就有了充足的"利器"，药物信手拈来，临床疗效卓著，医名自然远扬。

最后，巴蜀名山大川众多，风光旖旎，道学兴盛，道教流派颇多，"仙气"氤氲。鲁迅先生曾谓"中国文化的根柢全在道教"，道学、道教与中华文化的形成有着密切的关系，与中医学更具"血肉联系"。于道而言，史有"十道九医"之说；于中医而言，中医"至道"中有很大部分内容直接源于道，不少名医精通道学，或身为道教中人，典型者如晋代葛洪及唐代孙思邈。巴蜀地区，道缘尤深。且不说汉成帝时，成都严君平著《老子注》和《道德真经指归》，使道家学说系统化，对道学发展影响深远。仅就道教名山而言，"蜀国多仙山"，如四川大邑县鹤鸣山为"道教祖庭"，东汉张道陵于此倡"正一盟威之道"，标志着道教的形成；青城山为道教"第五洞天"，至今前山数十座道教宫观完好保留；

峨眉山为道教"第七洞天",今仍保留有诸多道教建筑。四川这种极为浓厚的道学氛围,洵为名医成长之深厚底蕴。

自古巴蜀出名医,后人本应承继其学,发扬光大。然而,即使距今尚近的现代巴蜀名医,其学术经验的发掘整理现状堪忧。有的名医经验濒于失传;有的以前虽然发表、出版过,但如今难觅其踪;间或有一些得以整理问世,也多由名医门人弟子完成,呈散在性,难保其全面、系统、完善。如现代已故巴蜀名医中,成都李斯炽、重庆熊寥笙、达县龚益斋、大邑叶心清、内江黄济川、三台宋鹭冰等,这些医家,虽有个人专著行世,但一直缺乏一套丛书将其学验进行系统汇总与整理。

此外,现有的名医经验整理专著,多将其学术思想和临床经验分册出版,较少赅于一书,全面反映名医的学术特点。而有些名医在生前喜手录医悟、医论与医方、医案,因未得出版,遂留赠门人弟子,几经辗转,终濒临失传。如20多年前去世的名医彭宪彰,虽有《叶氏医案存真疏注》一书于1984年出版,但此书仅为几万字的注解性专著,只反映了彭老在温病学方面的学术成就。而他利用业余时间,手录的大量临床验案，至今未得到全面发掘整理，近于湮没无闻，遑论出版面世。痛夫！这些乃巴蜀杏林的巨大损失！

吾从小跟名师学中医，于20世纪60年代末参加医疗卫生工作，70年代在成都中医学院毕业留校从事医、教、研工作至今。在此期间，与许多现代巴蜀名医熟识，常受其耳提面命和谆谆教诲。几十年来，深感老前辈们理用俱佳，心法独到，临床卓有良效，遗留资料内容丰富多彩，具有颇高的学术和应用价值，若不善加搜集整理，汇总出版，则有绝薪之危。有鉴于此，我们早冀系统搜集整理出版一套现代已故巴蜀名医丛书，这也是巴蜀乃至全国中医界盼望已久的大事。适逢中国中医药出版社亦有此意愿，不谋而合，颇为相惜。此套丛书的出版幸蒙年逾九旬的巴蜀中医泰斗李克光教授垂青、担纲主审，并得到了国家中医药管理局、四川省中医药管理局、重庆市中医药管理局、四川省中医药科学院、成都中医药大学等的政策支撑，以及重庆金阳等企业的资金支持。尚得到不少名医之后或其门生弟子主动提供文献资料和相关素材之鼎力相助，更因成功申报为四川省社科课题而顺利完成了已故巴蜀现代名医存世资料的搜集、整理研究工作。对此，实感幸甚，诚拜致谢！

恰逢由科技部、国家中医药管理局等15个部委主办的"第五届中医药现代化国际科技大会"在成都隆重召开及成都中医药大学60年华诞之际，双喜临门，盛事"重庆"，愿以是书为贺，昭显巴蜀中医名家近年来的成果，尤可贻飨同道，不亦快哉！

丛书付梓之际，抚稿窃思，前辈心法得传，于弘扬国医，不无小益，理当欣喜；然仍多名医无继，徒呼奈何！若是丛书克竟告慰先贤，启示后学之功，则多年伏案之苦，亦何如也！

纸牍有尽，余绪不绝，胪陈管见，谨作是叙！并拟小诗以纪之：
巴蜀医名千载扬，济羸获安久擅长；
川渝杏林高寿日，岐黄仁术更辉煌。

丛书主编　马烈光
2016年8月于成都中医药大学

内容提要

彭宪彰（1917—1989），又名德锡，四川省仁寿县人。著名中医内科学家。出生于中医世家，功底深厚，学验俱丰。擅长治疗内科杂病，辨证灵活，善用经方，每于平凡之中见奇效。其用麻杏石甘汤加减治疗遗尿的经验，被誉为活用经方的典范。

《叶氏医案存真》乃叶天士家传验案，其辨证之精，用方之巧，较《临证指南医案》尤多神奇之处，可谓医案中之精华，后世医者习之范本。彭老对清代温病学家叶天士学术思想的研究造诣颇深，他从《叶氏医案存真》的验案中于个人有所体会者选出一百案，引用《内》《难》仲景及汉代以下诸名家之说，以及《临证指南医案》等文，融会己见，用浅显文体，加以疏注、解释，畅发其中奥义，以资后学借鉴。其中还穿插彭老平时利用叶氏之方法治病而收效显著的典型病案，可谓相得益彰。

原李克光序

《叶氏医案存真》一书，乃我国清代医学大师叶天士家传验案，其辨证之精，用方之巧，较诸叶氏门人华岫云所辑之《临证指南医案》，尤多神奇之处，故是书真可称医案中之精华，业医者所不可不读也。

1937年，松江李启贤先生曾选录书中百案，详加解释发挥，编成《叶案疏证》，并由上海求恒书局发行海内，嘉惠后学，其功非浅。

吾友彭君宪彰，自幼勤奋好学，精研医理，40年间，岐黄仲景之书无不通晓，而于天士之学造诣尤深。60年代初期，彭君即潜心探讨《叶氏医案存真》中未经李启贤氏既证之各案，逐一加以校释，至1966年已积成百案，此后又反复琢磨，几经修订，近年来已蔚然成编，命其书名为《叶氏医案存真疏注》。余以工作之机，得遂先睹之愿，窃以为彭君之《叶氏医案存真疏注》与李启贤氏之《叶案疏证》各析百案，议论宏深，发皇妙理，具见卓识，真可谓珠联璧合，后先辉映。捧读再三，颇受教益，爰志数语，用申谢忱。

李克光
于成都中医学院
1982年10月

原李仲愚序

宪彰彭君，其为人也，笃实恬静；其治学也，精进勇猛。余与先生同窗共寝20余年，亲见其自强不息之毅力，二十载如一日。平时除研究中医学之经典著作以外，于叶氏学说与医案等亦深有研究。其所疏注《叶氏医案存真》一书，数年以来，夜夜挥毫，寒暑雨晴，风驰电掣，雷震霜威，无或懈焉。其了义之精湛，乃平时学习之心得，与多年临床经验之结晶。设使叶氏复生，见其所注，亦当叹斯道后继将不乏其人矣！此非有大誓愿而有大事业欤？疏注告竣，实为往圣继绝学，为后世开坦途，于"四化"之贡献，岂小也哉！

李仲愚

于成都中医学院

1982年10月

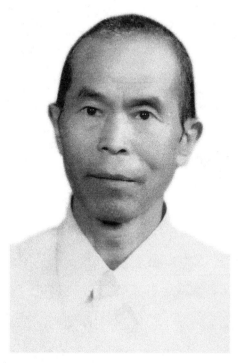

彭宪彰像（1917—1989）

目录

上卷 001

外感门 002

一、表里两解，治三阳证，误下后，热不解与下利法 002

二、用归芪建中汤治寒热汗出、形软食减法 003

三、苦温苦寒复辛苦甘寒治漏风法 004

四、祛风清热解毒治耳聤、环口浮肿法 006

五、轻扬肃上治风热上搏，清窍为蒙，湿热蒸为脓水法 007

六、从上焦治脘闷欲呕、头痛寒热法 008

七、轻扬肃上，治风温兼饮邪上泛，卧枕则咳甚法 009

八、养阴润肺、缓肝消痰治左胁引动咳甚法 010

九、和阳存阴，治头晕汗多心悸法 011

十、凉血养阴治邪衰正亏，舌绛烦渴法 012

十一、清补治留热未清、营液已耗法 013

十二、和中清暑治呕泄喘促、腹膨烦渴、不食不寐法 014

十三、和中清暑治呕吐懊侬，忽冷忽热法 014

十四、芳香复辛苦甘寒治痞闷恶心、头疼烦渴法 015

十五、清暑利湿滋阴治中暑，烦渴多言呓语法 016

十六、益气保水之源治脉濡懒倦，多汗口渴法 018

十七、清热宣腑阳治胸腹如闷，溺色赤溷如血法 019

十八、辛香开表治头重壮热，无汗烦渴法 020

十九、辛苦甘淡治腹中胀闭溏泄法　　　　　　　021

二十、苦辛劫湿治壮热哕逆，吐苦水法　　　　　022

二十一、和中治心烦渴饮，嘈杂如饥，肛中气坠法　023

二十二、苦寒复辛香淡渗治呕痰烦躁，头痛颊赤之
湿热法　　　　　　　　　　　　　　　　024

二十三、用温胆法合四逆散治脘闷法　　　　　　025

二十四、苦降辛泄治痞结法　　　　　　　　　　026

二十五、清营热治时疫发热，斑发不爽法　　　　028

二十六、养阴清热治时疫发热，舌绛烦渴法　　　028

咳喘门　　　　　　　　　　　　　　　　　　030

二十七、用小青龙法治老年下元虚，痰饮咳嗽法　030

二十八、用越婢汤，治外寒内热，夜卧气冲法　　031

二十九、养胃阴治咳痰欲呕，饥时甚法　　　　　031

三十、降冲蠲饮治久嗽失音，冲气上逆法　　　　033

三十一、用真武汤治阳微浊逆，喘不著枕法　　　034

三十二、柔阳通摄治老年冬季喘嗽法　　　　　　035

三十三、填阴镇阳治咳逆浮动，浮阳上冒法　　　037

呕吐门　　　　　　　　　　　　　　　　　　039

三十四、平肝温胃治吐涎食入涌出法　　　　　　039

三十五、平肝泻火，和胃生津，治呕吐不已，肠中
不通法　　　　　　　　　　　　　　　　040

三十六、用吴茱黄汤加减治纳食欲吐，肠枯不便法　041

三十七、泄浊温通佐以养正治酸水涌呕，饥时不食法　042

三十八、仿仲景胃虚上逆例，治呕吐黑水，大便
稀黑法　　　　　　　　　　　　　　　　043

泄泻门 046
三十九、芳香逐秽治头胀脘闷洞泄法 046

脘腹痛门 047
四十、用大建中汤化裁治呕逆心痛法 047
四十一、养心、补脾、润燥治心痛,得食则缓法 048
四十二、用小陷胸汤治脘痞按之痛法 049
四十三、用冷香饮子,治腹痛吐利汗出法 050

积聚门 051
四十四、温通治左胁积聚法 051
四十五、通阳泄浊治瘕结法 051

诸郁门 053
四十六、宣通气血治胁痛引背法 053
四十七、行气开郁泻热治咽中时痹,消渴心热法 054
四十八、开上中痹治脘中气结法 055
四十九、泻火调中、化痰降气治气塞填胸阻喉,不饥不食法 055
五十、清肺降气治食下脘中噎阻法 056

下 卷 059

疝气门 060
五十一、温肾疏肝治肝厥、疝攻上触呕吐法 060
五十二、利湿温经祛风治狐疝、睾丸痛引少腹法 061

肿胀门 063

　　五十三、温通、祛浊、回阳治痞胀法 063

　　五十四、分消建中调气，治浮肿腹胀泄泻法 063

　　五十五、温中散寒，治脘中胀满，冷汗肢厥法 064

　　五十六、通阳治腹胀法 065

　　五十七、通腑阳治肿病法 067

痿痹门 070

　　五十八、苦坚滋营，治痿症法 070

黄疸门 071

　　五十九、用麻黄连轺赤小豆汤治身热发黄法 071

　　六十、辛苦甘淡治身黄，左腰胁间痹痛法 072

中风门 074

　　六十一、清邪凉血治偏枯法 074

　　六十二、缓肝息风治中络，舌强肢软法 075

　　六十三、壮水之主以制阳光治忽然眩厥、跌仆法 076

痢疾门 077

　　六十四、宣通气血，治久痢、腹痛便脓法 077

消渴门 078

　　六十五、滋阴泻火治渴饮不解之膈消法 078

失血门 079

　　六十六、益胃滋阴治夜热盗汗，嗽痰失血法 079

　　六十七、养阴补中止血治便后纯血法 080

　　六十八、守阴治阴络受伤法 081

　　六十九、平肝清热，止血消痰治咳甚呕血吐食法 081

　　七十、益肾泻肝，补脾润肺，止血消瘀治血出

　　　　上窍法　　　　　　　　　　　　　082
　　七十一、滋养少阴治嗽血法　　　　　083
　　七十二、补脾胃治肺痿咳嗽，失血声哑法　084
　　七十三、滋养脏阴治失血咳嗽法　　　084

遗精门　　　　　　　　　　　　　　　086
　　七十四、固阴和阳治冲年梦遗，茎举精出法　086
　　七十五、填补阴精治少年形瘦肌槁遗泄法　087
　　七十六、温养气血治形瘦食少，精薄易泄法　088

目疾门　　　　　　　　　　　　　　　089
　　七十七、凉肝滋液治目翳红赤法　　　089
　　七十八、补养肝肾，治目障失明法　　089

内伤门　　　　　　　　　　　　　　　092
　　七十九、从虚损门，治寒热背冷，遇风嗽痰法　092
　　八十、建中治咳逆经闭法　　　　　　093
　　八十一、从中焦治劳怯寒热咳呕法　　094
　　八十二、温补肝肾治足跟筋骨痛，延及腰脊法　095
　　八十三、填下治遗精咳嗽法　　　　　096
　　八十四、填补真阴治脊背肩胛胀痛法　097
　　八十五、和阳复液治左股麻痹，神识忽爽忽迷法　098
　　八十六、补阴配阳治夜分烦躁法　　　099
　　八十七、温阳行水治腹鸣濯濯之涌水法　100
　　八十八、调和脾胃治形寒战栗法　　　102
　　八十九、补阴配阳治喉干舌燥欲咳法　103
　　九十、从中焦治气冲失血，寐欲遗精法　104
　　九十一、温肾凉肝治头晕耳鸣，足力痿软法　105

九十二、补下镇纳收敛治耳鸣法　　106
　　九十三、用加味温胆汤治口中吞酸作苦，食物无味法　　107
　　九十四、用甘佐酸味治头眩耳鸣心怔法　　107
　　九十五、宣脾阳治脘痞溏泄法　　108

妇人门　　110
　　九十六、调气宽中，治产后脘中痞胀法　　110
　　九十七、甘温佐咸寒治恶心不食，冷汗烦躁法　　111
　　九十八、调理气血，治少腹瘕聚法　　111
　　九十九、育阴潜阳，治腰酸跗麻法　　113
　　一〇〇、通摄兼进治经来如崩，腰髀酸楚法　　113

编后记　　117

上卷

外感门

一、表里两解，治三阳证，误下后，热不解与下利法

〔原文〕凡三阳证，热未入里归腑，尚在散漫之时，用承气汤下之，则热不解而下利，神虚，妄言见矣。拟苦清以通腑气，仍用葛根解肌开表，斯成表里两解之法耳。

葛根　黄芩　黄连　甘草

〔疏注〕《伤寒论》说："太阳病，桂枝证，医反下之，利遂不止，脉促者，表未解也。喘而汗出者，葛根黄芩黄连汤主之。"今本案所说三阳证，用承气汤误下之，则热不解而下利、神虚、妄言见鬼等症，仍用葛根黄芩黄连汤，则知此方不仅限于治太阳病，桂枝证之误下后，利不止，脉促，喘而汗出矣。本病所以下利者，亦由于三阳之表邪，经承气汤误下，虚其肠胃，热邪内陷，而成协热下利，与《伤寒论》"太阳病，桂枝证，医反下之，利遂不止"之意相同。本病所以热不解者，亦由于热邪内陷，因表未解，表邪仍有欲出之势，与《伤寒论》"太阳病，桂枝证，医反下之"之"脉促"意相同。唐宗海说："所以脉促者，因热内陷，而表未解，故邪欲出而不得出，是以促急也。"本案虽未言脉促，然从热不解之症分析之，知与彼之"脉促"由于"表未解"者，无所区别。本病所以妄言见鬼者，岂真见有鬼耶？因不宜下而妄下之，致神虚，热邪内陷，阳邪内扰，神识昏乱故耳。如医者误认为阳明谵语之内实证，再施以攻下，则热邪愈陷，神必更虚，岂不更使其危重乎？此所以用葛根黄芩黄连汤解肌开表，苦清以通腑气，两解其表里也。

〔按语〕原本"妄言见矣"下无"鬼"字，想必为当时手写之误。

今仍从廖本之原文"妄言见鬼矣"句解释，于文义始通。

〔**方解**〕此乃手足阳明经之药，尤在泾《伤寒贯珠集》说："葛根解肌于表，芩连清热于里，甘草则合表里而并和之耳。盖风邪初中，病为在表，一入于里，则变为热矣。故治表者，必以葛根之辛凉；治里者，必以芩连之苦寒也。"

尤氏解释葛根黄芩黄连汤之方义已详。叶氏借用此方以治三阳证，误下后，热不解而下利，神虚，妄言见鬼等症，可谓对证矣。

二、用归芪建中汤治寒热汗出、形软食减法

〔**原文**〕无锡，三十一，夏月带病经营，暑湿乘虚内伏。寒露霜降，天凉收肃，暴冷引动宿邪，寒热数发，形软食减，汗出。医工治嗽，恐其胃倒，渐致劳怯变凶。

归芪建中汤

〔**疏注**〕《素问·生气通天论》："因于露风，乃生寒热。"《素问·脉要精微论》："风成为寒热。"若本案夏月带病经营，暑湿乘虚内伏，寒露霜降，天凉收肃，暴冷引动宿邪，寒热数发，乃风邪外侵无疑。因风邪外侵，阳气内拒，风阳相搏，故寒热由此而生。寒热汗出，用桂枝汤调和营卫可也，何施以归芪建中汤（桂枝、芍药、炙甘草、生姜、大枣、饴糖、黄芪、当归。《临证指南医案》附录）耶？因形软食减，乃中气已虚；汗出，乃卫气不固；寒热，乃营卫不调。桂枝汤虽能调和营卫，然不能建立中气，所以叶氏不用桂枝汤，而以归芪建中汤建中固表、调和营卫之法为务者。因中气立，卫气固，营卫调，则诸病自愈矣。

〔**方解**〕此乃足太阳、阳明、太阴经之药。廖振宗《医案存真注》卷三"寒热咳"一案中说："桂、芍、姜、枣、饴糖建立中气，加归、芪

和血实表,俾营卫调,而寒热汗出自已。"

〔**按语**〕廖氏之注甚是,余再补充之。《灵枢·营卫生会》说:"人受气于谷,谷入于胃,以传与肺,五脏六腑皆以受气,其清者为营,浊者为卫。"今读本段经文,可见叶氏治本案寒热汗出、形软食减等症必以归芪建中汤者,有据也。

附:验案一例

苏某,男,56岁,西南交通大学教师。1980年12月13日初诊。

主诉:经常恶风自汗已半年。近半年来容易感冒,经常恶风自汗,嗜睡,口和,舌苔薄白、质淡,二便正常,脉缓乏力。此乃卫气虚,营卫不调之象。治宜建中固表,调和营卫之法。宗叶氏本案归芪建中汤:

桂枝10g　白芍药15g　大枣10g　炙甘草3g　生姜3g　饴糖30g(冲服)　黄芪60g　当归10g　4剂

俟后探访病人,自诉服前方4剂药后,已不恶风自汗与嗜睡,亦不易患感冒,精神健壮如常。

〔**按语**〕本例证见易于感冒,经常恶风自汗,乃卫气不固、营卫不调所致。其所以然者,实由于中气虚而成。因中气虚,故现嗜睡,舌苔白、质淡,脉缓乏力;因中气虚,五脏六腑无以受其气,清者无以为营,浊者无以为卫,故现营卫不调、卫气不固之恶风自汗证。用归芪建中汤建立中气,和血固表,使营卫调和,故诸症即愈。

三、苦温苦寒复辛苦甘寒治漏风法

〔**原文**〕身热解堕,恶风,汗出如雨,喘渴不任劳事,《内经》谓:"漏风"症。此皆饮酒汗出当风,邪留腠理也。

白术　泽泻　鹿衔草　新会皮

〔**疏注**〕《素问·风论》说："饮酒中风，则为漏风。""漏风之状，或多汗，常不可单衣，食则汗出，甚则身汗，喘息，恶风，衣常濡，口干善渴，不能劳事。"《素问·病能论》说："有病身热解堕，汗出如浴，恶风，少气……病名曰酒风。"解与懈同。解堕者，懈怠无力也。今案中所言身热解堕，恶风，汗出如雨，喘渴不任劳事等证，与《内经》所说的"漏风""酒风"均相符。叶氏又提出"《内经》谓漏风证，此皆饮酒汗出当风，邪留腠理"之语，然则"漏风"与"酒风"，名虽不同，其实一也。故王冰在《素问·风论》第十二注解中说："热郁腠疏，中风汗出，多如液漏，故曰漏风，均具名曰酒风。"因酒性慓悍，其气先行于皮肤，先充于络脉，腠理时疏，故常多汗，易遭风邪外中。如中风邪，则毛窍愈开，而风仍不去，此邪之所以留于腠理也。且饮酒之后，胃中湿热蓄积，故身热；湿热伤筋，筋缓而不收持，故解堕；湿热与风邪相搏，故汗出如雨；汗泄则津液伤，是以喘渴；液伤则气亦伤，是以不能劳事。然则饮酒之人，不可不慎！

〔**方解**〕此乃足太阳、太阴经之药。王冰在《素问·病能论》第四十六注解中说："术味苦温平，主治大风，止汗；鹿衔味苦寒平，主治风湿筋痿；泽泻味甘寒平，主治风湿益气。"

〔**按语**〕本方即《素问·病能论》治酒风之方加味。"有病身热解堕，汗出如浴，恶风少气……病名曰酒风……以泽泻、白术各3g，鹿衔草1.5g，合以三指撮为后饭。"王氏释义已详。叶氏再加新会皮之辛苦，调中利气，以助上方除湿之力，则方更灵活。用治身热，解堕，恶风，汗出如雨，喘渴不任劳事之"漏风"证，想必收效愈大。如医者，徒作风治，误用辛温，则汗愈泄而阴愈伤；误用辛凉，则湿热反留连不去，均于本病无益而有害也。

四、祛风清热解毒治耳聤、环口浮肿法

〔原文〕耳聤、环口浮肿是少阳、阳明风热久而失解，邪漫经络，倏然疹现随没，当与罗谦甫既济解毒汤。

　　枯芩　大黄　防风　银花　葛根　升麻　川连　荆芥　甘草

　　陈酒浸半日，阴干煎。

〔疏注〕手少阳三焦经与足少阳胆经之脉，《灵枢·经脉》："其支者，从耳后入耳中。"手阳明大肠经之脉，"其支者，从缺盆上颈，贯颊，入下齿中，还出夹口，交人中"。足阳明胃经之脉，"夹口环唇"。今少阳阳明两经之风热久而失解，邪气散漫于少阳经络，故耳聤、耳中痛、脓血流而不止；邪气散漫于阳明经络、故环口浮肿、忽然疹现又随之而没。采罗谦甫之"既济解毒汤"加减，使少阳之风热清，则耳聤、耳中痛、出脓血自愈；阳明之热毒解，则环口浮肿与疹出必消。此治病所以必求其因也。《卫生宝鉴》卷二十三"上热下寒治验"中说："既济解毒汤治上热，头目赤肿而痛，胸膈烦闷不得安卧，身半以下皆寒，足胻尤甚，大便微秘。大黄酒蒸，大便和勿用。黄连酒制炒、甘草炙、桔梗各9g，柴胡、升麻、连翘、当归身各30g，上咬咀，作一服，水二盏，煎至一盏，去滓，食后温服。"

〔方解〕此乃手足少阳、阳明经之药。枯芩苦寒，泻少阳之热；川连苦寒，清上焦之火。银花甘寒以解毒；大黄苦寒以泻热。升麻甘辛微苦，葛根辛甘而平，二者同入阳明以发汗；荆芥辛苦芳香，防风辛甘微温，二者同入上焦以散风。甘草甘平，泻火解毒，兼能调协其诸药；陈酒辛甘，和血行气，引药于至高之分。夫辛者散而香者流通，苦者降而甘者和缓。《素问·阴阳应象大论》说："气味辛甘发散为阳，酸苦涌泄为阴。"邹润安《本经疏证》"防风注解"有"非辛无以至天，非苦无以至地"之语。方中诸药具辛、香、甘、苦，升中有降，降中有升，上行极而下，下行极而上，则阴阳交，而耳聤、环口浮肿诸症方愈后而无余患，此"既济解毒"之义也。

五、轻扬肃上治风热上搏，清窍为蒙，湿热蒸为脓水法

〔原文〕五旬外不得安闲，凡恼怒烦动，多主五志之阳上举，而肝胆心火为甚。几年前制壮水之剂，加磁石、龟甲之沉潜，乃乙酉同治之义。今年暴暖多风，风热相搏，清窍为蒙，湿热蒸为脓水，此为客邪乘本体之虚。治标宜轻扬以清上，静坐宅中可以向安。

连翘　赤芍药　草决明　羚羊角　薄荷梗　黄芩　山栀皮　荷叶梗

饭后服。

〔疏注〕本案宜分为三段。从首句"五旬外不得安闲"起，至"乃乙酉同治之义"止为第一段，言本体之所以虚。从"今年暴暖多风"句起，至"此为客邪乘本体之虚"止为第二段，言客邪之所以乘本体之虚。自此以下句为第三段，乃言治法与休养。叶天士《临证指南医案》"眩晕"附论："头为诸阳之首，耳、目、口、鼻皆系清空之窍。"因耳为清空之窍，故曰清窍。《灵枢·经脉》曰："胆足少阳之脉，起于目锐眦，上抵头角，下耳后。"今因恼怒烦动，五志（五种情志之变动）之阳上举，肝、胆、心火必上逆，此时清窍已孕受蒙之机。加之是年暴暖多风，风热上搏，内应外合，如之何其不清窍为蒙，湿热蒸为脓水耶？治标宜轻扬以清上者，即唐宗海《医经精义》下卷"七方十剂"中"轻可去实"之意。嘱静坐宅中者，恐烦劳则阳气必张也。《素问·生气通

天论》："阳气者，烦劳则张，精绝，辟积于夏，使人煎厥。"

〔按语〕原文"乙酉"二字，宜从廖本作"乙癸"。因古人将脏腑与天干相配，乙属木属肝，癸属水属肾。又因肝与肾有互相滋养之作用，故古人称"肝肾同源"。"肝肾同源"，又名"乙癸同源"。同源即可以同治，所以本案原文有"乃乙癸同治之义"一语。

〔方解〕此乃手太阴、少阴及足厥阴经之药。连翘苦寒以泻火，羚羊苦咸以泻肝。栀子皮苦寒，燥湿清热；赤芍药苦酸，泻肝敛阴。荷梗苦平以清心经，薄荷辛凉以散风热。二味用梗者，取其兼能通气；饭后服药者，取其易于行上。泻肝清心，则在内之邪火除；祛风解热，则在外之客邪去。加之患者静坐调养，而风热上搏，清窍为蒙，湿热蒸为脓水之症想必易愈。

六、从上焦治脘闷欲呕、头痛寒热法

〔原文〕章　暴冷外加，热气内郁，肺窒不降，脘闷如饥，水饮欲呕，头痛寒热，当治上焦。

桔梗　象贝　橘红　兜铃　北沙参　杏仁

〔疏注〕暴冷外加，是以头痛寒热；热气内郁，肺窒不降，是以脘闷欲呕。因肺为华盖，居上焦，主治节，合皮毛，又主一身之气，今专治上焦以清肃肺气、发散寒邪，使肺之气机不窒，则在内之热气不郁，必脘闷止而呕吐愈；在外之毛窍开张，必寒热止而头痛除矣。此方轻清灵活，可法可学。

〔方解〕此乃手太阴经之药，桔梗苦辛而平，入肺泻热，开胸膈之滞气；象贝苦辛微寒，入肺解郁，清上焦之虚痰。北沙参甘苦微寒，专补肺阴；马兜铃苦辛而寒，能降肺气。杏仁苦、甘、温以解肌泻肺，橘

红苦、辛、温以发表消痰。以上数味，专治其肺，使肺经之气行痰降，结散热除，郁者解，寒者散，则气机之升降自如；水道通调，皮毛之开合复旧。尚患脘闷如饥、水饮欲呕、头痛寒热之症耶？若不深知"上焦如雾"之理者，何能办此？

七、轻扬肃上，治风温兼饮邪上泛，卧枕则咳甚法

〔原文〕吴风温上受，饮邪上泛，卧枕则咳甚。饮，阴类也。先以轻扬肃上，再议理饮。

桔梗　兜铃　米仁　茯苓　通草　象贝

急火煎服一次。

〔疏注〕治单纯之病较易，治兼夹之病则较难。治风温病亦较易，治风温而兼饮邪又较难。因风温为阳邪，饮为阴邪，两邪相搏，治不如法，必缠绵难愈。若徒治风温以辛凉，则饮邪更张其势；若徒理内饮以温药，则反使火助风威，此治之所以较难也。今先以轻扬肃上，再议理饮，诚为妙法。因轻扬肃上，使肺之肃降令行，且肺合皮毛，在外之风邪自解；肺主通调水道，在内饮邪不复上泛矣。纵使风温已去，饮邪尚留，再议理饮可也。所以中医治病，于缓急先后之序不可不晓。

〔方解〕此乃手太阴经之药。桔梗苦辛而平，入肺泻热，兼能宣解表邪；兜铃苦辛而寒，平肺降气，兼能肃清肺热。米仁甘淡，清肺益气，又有补脾渗湿之用；茯苓甘平，泻肺止咳，兼有益脾利窍之功。通草味淡气寒，入肺引热下降；象贝味辛兼苦，入肺散结消痰。诸药取其轻扬，药味具苦、辛、甘、淡，何患风温兼饮邪上泛，卧枕则咳甚而不愈乎？

八、养阴润肺、缓肝消痰治左胁引动咳甚法

〔原文〕又案轻可去实，恰当上受风温，但左胁引动而咳甚。经言左升太过，右降不及。然非肝木之有余，雨水、春木萌动，气升上冲，皆血液之少，不主配偶之义。

　　甜杏仁　玉竹　甘草　桃仁　炒麻仁

〔疏注〕"轻可去实"，即前案轻扬肃上之意。前案先用轻扬肃上以治风温，再议理饮。何风温既愈，忽现左胁引动而咳甚？岂肝气之有余耶？抑由饮邪引动肝气耶？叶氏不从此两者以分析，乃以为雨水、春木萌动（汪琥《伤寒论辨证广注》卷之二"纂注伤寒例"："四时八节、二十四气、七十二候决病法。"），气升上冲，皆血液之少，不主配偶所致。可见此病之主要病因，在乎肝之体，而不在乎肝之用。肝气本从左升，肺气本从右降，今肝血虚，肝无以养，故肝气左升太过；肺阴虚，肃降失权，故肺气右降不及。此所以雨水之节，春木萌动，气升上冲，左胁引动而咳甚也。若作肝气有余以治之，势必反伤肝气。案中虽未言治法，然既说"皆血液之少，不主配偶之义"则治在言外矣。《素问·刺禁论》第五十二："藏有要害，不可不察。肝生于左，肺藏于右。"又张隐庵、马元台《内经素问合纂·刺禁论》第五十二"张注"："肝主东方乙木，肺主西方辛金……左东而右西，是以肝左而肺右也。曰'生'曰'藏'者，谓脏体藏于内，脏气之从左右而出于外也。"又《临证指南医案》卷二"咳嗽"治某案云："昨议上焦肺病，百日未发……肺气从右而降，肝气从左而升。"

〔方解〕此乃手太阴、足厥阴经之药。甜杏仁辛苦甘温，润肺降痰；桃仁苦平微甘，缓肝活血。玉竹甘平以润燥，麻仁甘平以养阴。甘草甘平，入润剂则能养阴；麻仁炒用，取其润燥而不泄也。夫养阴，则血

液不枯，而肝得所养；缓肝，则气不上冲，胁不引动矣。况润肺，则肺之肃降令行；降痰，则肺中之痰饮自去。咳病岂不愈乎？前案再议理饮之句，虽未如其言，然今因证随季节而变，医者又随证以施治，又有何不可？

九、和阳存阴，治头晕汗多心悸法

〔原文〕脉虚细无力，热止后汗多、心悸、头晕、寐多惊悸、舌红，营阴受伤。理宜和阳存阴。

  生地 麦冬 淮小麦 阿胶 人参 炒麻仁

〔疏注〕本案热止之后，何以知为营阴受伤？因邪热将入营分，则舌必红；脏阴亏损，则脉必细；血虚，则脉必虚。是以知营阴受伤。夫热病伤阴，理之常也。今热虽止，然汗多则营阴愈伤。心主营，营阴伤，则心不藏神，而神无所依。心营伤，心阳必旺，肾水无以上济心火，亦不能涵养于肝，此头晕心悸与寐多惊悸等症所由来也。然则舍和阳存阴一法，孰有更愈于此？

〔方解〕此乃手足少阴经之药。此方即《伤寒论》炙甘草汤（炙甘草、生姜、人参、生地黄、桂枝、阿胶、麦门冬、麻仁、大枣、清酒）加减方也。柯韵伯于《伤寒附翼·厥阴方总论》炙甘草汤注说："此动悸，因于脉结代，故用生地、麦冬、炙甘草，大剂以峻补真阴，开来学滋阴之一路也……人参、桂枝佐麦冬以通脉，姜、枣佐甘草以和营，胶、麦、生地黄以补血，甘草不使速下，清酒引之上行，且生地、麦冬得酒力而更优也。"

〔按语〕本案因热止后，营阴受伤，有舌红、脉虚细无力，故于炙甘草汤中去生姜、桂枝、大枣、甘草、清酒之甘温，恐益伤营阴。因汗多、心悸，故加小麦之甘寒以养心，盖"汗为心液""麦为心谷"（《本草备要》卷四）也。此方补血养阴，则营阴自足；养心润燥，则阳气自和。

十、凉血养阴治邪衰正亏，舌绛烦渴法

〔原文〕脉细数，舌绛烦渴。时热病九日，邪气少衰，正气已亏，不宜再作有余治。

鲜生地　阿胶　元参　麦冬　知母　麻仁

〔疏注〕叶氏常说："脉细而数，细为脏阴之亏，数为营阴之耗。"（《临证指南医案》卷一"中风"治沈某案）王孟英《温热经纬·外香岩外感温热篇》说："再论其热入营，舌色必绛。绛，深红色也。"今观此案，脉细数，舌绛烦渴，其为热已入营，脏阴与营阴亏耗也明矣。夫热病九日，邪气少衰，正气已亏，此时宜以扶正为主，岂可再作有余治疗？吴鞠通《温病条辨·下焦篇》说："邪少虚多者，不得用黄连阿胶汤。"由此观之，本案邪气少衰，正气已亏之证，如《伤寒论》黄连阿胶汤（黄连、黄芩、阿胶、白芍、鸡子黄）有芩、连苦寒，恐化燥伤阴，皆非所宜。黄连阿胶汤犹不可用，况其他方乎？此用凉血养阴法之所以合拍也。

〔方解〕此乃手足少阴经之药。生地甘寒以凉血，阿胶甘平以补阴。元参苦咸微寒，滋阴降火；麦冬甘苦微寒，强阴益精。知母辛苦气寒，能泻火补水；麻仁甘平滑利，能润燥滋阴。精足阴充，则正气自复；火平燥润，则余邪自清。本方系从炙甘草汤化裁而来，医者倘遇温病末期，见邪少虚多之证，以此为法，可免人命夭折之患矣。

十一、清补治留热未清、营液已耗法

〔**原文**〕留热未清，营液已耗，但论清邪，恐神索气夺；腻滞阴药，防余热痈疡。议理心之用，亦清补之意。

    人参 麦冬 竹心 淮小麦

〔**疏注**〕案首言"留热未清"，知前证之大邪已去；言"营液已耗"，知证见心烦，必舌红少苔。如见留热未清，遂用芩、连、知、膏之类以清邪，恐余热虽去，而神气反被寒凉之药所劫夺矣。如见营液已耗，便用腻滞阴药，如二地、阿胶之类以填阴，恐余热反被胶黏之药所痼蔽，必使痈疡顿起矣。《伤寒论·辨阴阳易差后劳复病脉证并治》说："伤寒解后，虚羸少气，气逆欲吐者，竹叶石膏汤主之。"仲景此条，诚开后世医生治热病后清补之一大法门。叶氏用《伤寒论》竹叶石膏汤（竹叶、石膏、法夏、麦门冬、人参、炙甘草、粳米）加减化裁而成此方，以理心之用，治留热未清、营液已耗之证，真合拍也。

〔**方解**〕此乃手太阴、少阴经之药。本方即竹叶石膏汤去半夏、石膏、甘草、粳米，以竹心易竹叶，加淮小麦而成。亦即《备急千金要方》生脉散（人参、麦冬、五味子）去五味子，加竹心、淮小麦而成者。因竹叶石膏汤乃治伤寒解后，元气未复，余邪未尽，胸中留饮，是以虚羸少气、气逆欲吐之证，故用竹叶清烦热，人参、麦冬补胃中津液，半夏蠲饮降逆，石膏清胃热，甘草和中，粳米助胃气。因生脉散乃治夏月热伤元气，肺中气液俱亏，是以气短倦怠、口渴汗多、脉虚而咳之证，故用人参补肺中元气，麦冬清心泻热，五味子敛肺止汗。今本案既不同于以上两证，故不用竹叶石膏汤与生脉散全方。因留热未清，故只用竹心之苦寒泻火以清心；因营液已耗，故用人参、麦冬、淮小麦之甘寒补阴而大生津液。药虽简，然用之以治本证，或可免神索气夺、余

热痈疡之患矣。

十二、和中清暑治呕泄喘促、腹膨烦渴、不食不寐法

〔原文〕脾胃久虚不复，泄泻呕逆，不欲食，喘促烦渴，腹膨无寐，是虚中夹暑，最虑慢惊。宜和补中土，兼清暑热。必得呕止泻缓，寝食得宜，庶不致变。

人参　广皮　木瓜　大腹皮　川连　炮姜　乌梅　茯神

〔疏注〕治暑病不难，治虚中夹暑始难。暑者，热也，暑易伤气。今病者患脾胃久虚不复，已有泄泻呕逆、腹膨不欲食等症，尚能堪此暑热之邪以伤元气乎？当此之时，如纯用酸苦泻热，于脾胃久虚有碍；纯用甘温补中，则喘促烦渴更增。倘因循失治，呕泻不止，脾胃之阳愈败，慢惊之成自可预料。案中说："是虚中夹暑，最虑慢惊。宜和补中土，兼清暑热。"岂非防患于未然耶？

〔方解〕此乃手足太阴、手少阴、足厥阴经之药。人参甘苦微温，大补肺中元气；炮姜辛苦大热，温散脏腑沉寒。广皮、腹皮之辛温，能和中焦；木瓜、乌梅之酸涩，能泻肝热。川连苦寒以泻火，茯神甘温以安神。夫元气足，沉寒去，中焦和，则泄泻腹膨、不欲食之证自复；心火清，肝热泻，心神安，则喘促呕逆、烦渴无寐症自愈。

十三、和中清暑治呕吐懊憹，忽冷忽热法

〔原文〕脉弦，呕吐，心中懊憹，不纳水谷，倏冷忽热。虽因嗔怒七情，兼有客邪、伏气。汗多不宜表散，清暑和中为正治。

杏仁　半夏　郁金　茯苓　广皮　枳实　金斛

〔疏注〕心中懊憹，似栀子豉汤证，《伤寒论·辨太阳病脉证并治

中》七六条："发汗后，水药不得入口为逆。若更发汗，必吐下不止。发汗吐下后，虚烦不得眠，若剧者，必反复颠倒，心中懊侬，栀子豉汤主之。"然有脉弦、寒热，又非栀子豉汤证所同。倏冷忽热，似外感证，然有心中懊侬，又非全与外感证可比。叶氏在以上两证相同之中，辨出不同之点。知此证乃由于嗔怒七情，兼客邪、伏气所致。因嗔怒动肝，故其脉弦；胃气上逆，故现呕吐。心中懊侬者，乃暑邪内伏；汗多不止者，乃热欲外达；倏冷忽热者，乃外感风邪也。此时若误施辛温之药，必致劫汗伤津；若误用收敛之品，反使邪不外达。然则清暑和中，诚为正治。清暑，则炎热变为清凉；和中，则胃气自然和降矣。

〔**方解**〕此乃足阳明及手太阴、少阴经之药。方中用《太平惠民和剂局方》二陈汤（法夏、陈皮、茯苓、甘草、生姜）中之半夏辛温而燥、广皮辛苦而温、茯苓甘温而淡者，以祛痰和胃。去生姜之辛温，因汗多不宜表散。加枳实之苦酸微寒，以利胸膈；杏仁之辛苦甘温，以解肌表。郁金辛苦气寒，凉心热而散肝郁；金斛甘淡微寒，清胃火而补脾阴。加入四药，共奏清暑和中之效矣。

十四、芳香复辛苦甘寒治痞闷恶心、头疼烦渴法

〔**原文**〕秽浊不正之气扰中，痞闷恶心，头疼烦渴，形寒内热，邪不在表，未可发散。

杏仁　蒌皮　滑石　通草　白蔻　郁金　花粉　连翘

〔**疏注**〕秽浊者，多发于夏秋之间，天暑下逼，地湿上腾，暑湿交蒸，更兼秽浊之气交混于内。人受之，由口鼻而入，直犯募原而成此证也。然其证有偏暑、偏湿之不同。如偏于暑者，舌苔黄色，口渴心烦，是为暑秽也。偏于湿者，舌苔白腻，口不渴，或口渴饮少，是为湿

秽也。(雷少逸《时病论》卷四"秽浊")若本案有痞闷恶心、头疼烦渴、形寒内热等症,虽未言及舌脉,其为秽浊偏于暑者明矣。秽浊既偏于暑,则外之形寒乃由内热而生,与《素问·刺热论》所谓"肺热病者,先淅然厥,起毫毛,恶风寒"同理。则其治法,于芳香化浊之中,复以辛苦甘寒可也。倘以形寒内热误认为风寒郁于肤表,即施以辛温发散之剂,必使津液耗伤,误人不浅。故案末有"邪不在表,未可发散"一语,真金针度人处也!观第六案,虽有头痛寒热,但因暴冷外加,热气内郁,肺窒不降,故专治上焦。第十三案虽有倏冷忽热,但因嗔怒七情,兼客邪伏气,故治以清暑和中。第八十八案虽有形寒战栗,但因吸入冷气,中焦未醒,营卫不行,故治以调和脾胃。本案虽有头疼形寒,但因秽浊扰中,热郁于里,邪不在表,故曰"未可发散"。以上数案,辨证论治可谓精细,学者切宜留意。

〔方解〕此乃手太阴、少阴经之药。因肺主一身之气,气化则湿化。故用蒌皮甘寒、杏仁辛苦甘温者,以轻开肺气。秽浊中有暑湿交混,故用滑石甘寒、通草味淡性寒者,以清热利湿。并用白蔻辛热、郁金辛苦气寒者,以化其秽浊。此秽浊中偏暑为多,故用连翘苦寒以泻火,花粉酸甘微苦以生津。肺气开,暑湿去,秽浊化,津液生,则痞闷恶心、头疼烦渴、形寒内热之症想必霍然而愈。

十五、清暑利湿滋阴治中暑,烦渴多言呓语法

〔原文〕脉濡数,中暑。暑为阳邪,昼属阳分,故张其势而烦渴;夜静属阴,邪逼于内,则多言呓语。皆由体虚邪盛致此。经谓暑伤气,原属虚证,未敢以凝寒苦清,侵伐元气。

丝瓜叶3片　金石斛6g　白知母12g　飞滑石12g

水煎滤清，俟冷，冲入西瓜汁一大茶杯。

〔**疏注**〕暑为热病，必伤人之元气，且暑中必夹湿。今脉濡数者，则不仅湿滞气虚，且热已伤阴。昼日烦躁者，因昼日阳邪更甚，气阴亏损之故。夜则多言呓语者，因夜静则暑热内扰，故神明无以自主。《素问·生气通天论》说"因于暑、汗，烦则喘渴，静则多言"，即是此意。《素问·刺热论》说："气虚身热，得之伤暑。"本案原文谓"暑伤气"，亦即此意。夫伤暑轻证犹属气虚，况中暑乎？所以叶氏于此体虚邪盛之证，未敢以凝寒苦清、侵伐元气者，乃遵《内经》之旨也。

〔**按语**〕原文"轻谓"二字，廖本作"经谓"，可从。

〔**方解**〕此乃手太阴、少阴经之药。丝瓜叶甘平以清暑；金石斛甘淡以强阴；滑石甘淡而寒，利湿消暑；知母微辛而苦，降火滋阴。冲入西瓜汁者，因西瓜汁甘凉无毒，凉心解暑，生津止渴也。火降湿去，渴止阴生，而多言呓语之症庶几可愈。

附：验案一例

彭某，男，18岁，成都市第五中学学生。1981年7月27日初诊。

家属代诉：头身发热已三天多。三天前，突然头身发热，心烦，口渴饮冷，量多，自汗，微咳，吐黄稠痰，舌苔白黄欠津，质红，脉洪数，小便黄，大便正常，腋下体温39℃。此系伤暑，以致阴津亏损所致，治宜清暑利湿养阴之法，宗叶氏本案方药加味。

丝瓜叶6片　金石斛15g　白知母10g　滑石10g　西瓜汁2大茶杯
生甘草3g　芦根20g　三剂

俟后探访病人，据其母代诉：病人自服前方以后，已不发热心烦与汗出、咳止，唯现口微渴，嘱病人常服西瓜，现在口已不渴，各症均愈。

〔按语〕本例正当暑天，一身发热、自汗、口渴心烦、脉洪数乃伤暑以后内外俱热之象，咳吐黄色稠痰、舌苔黄白欠津乃暑热伤阴之征。用叶氏前方以清暑利湿滋阴，再加入芦根、生甘草者。因见本例一身内外皆热、脉洪数，正当邪气亢盛，损及阴津之候，故再加入芦根清热生津，加生甘草泻火而保元气，则清暑之力更强。此方既效，故不必用白虎汤矣。

十六、益气保水之源治脉濡懒倦，多汗口渴法

〔原文〕脉濡懒倦，多汗口渴，体气素薄，炎暑烁火，当益气保水之源。

麦冬　人参　知母　五味子

〔疏注〕脉濡者，浮软乏力，应指虚细，主气虚。今脉濡而见懒倦、多汗口渴之症为体气素薄，炎暑烁肺明矣。《伤寒汲古·平脉法第一》："暑气炎热，肺金则伤。"因肺主气，暑易伤气，故现汗多懒倦；暑乃热邪，暑热伤阴，故现口渴脉濡。《温热经纬·叶香岩三时伏气外感篇》说："暑病首用辛凉，继用甘寒，再用酸泄酸敛，不必用下。"《温热经纬·薛生白湿热病篇》说："暑月热伤元气，气短倦怠，口渴多汗，脉虚而咳者，宜人参、麦冬、五味子等味。"今叶氏治体气素薄，炎暑烁肺之证，不用辛凉与甘寒，而用生脉散加味，以益气保水之源，真与张氏治暑病末用酸敛、薛氏治暑月热伤元气用生脉散同义。

〔按语〕原文"炎暑烁火"句，廖本作"炎暑烁金"，可从。

〔方解〕此乃手太阴、少阴经之药。汪切庵说："人参甘温，大补肺

气；麦冬止汗，润肺滋水，清心泻热；五味酸温，敛肺生津，收耗散之气。盖心主脉，肺朝百脉。补肺清心，则气充而脉复，故曰生脉也。"

〔按语〕汪氏解释生脉散方义甚当。本案用此三味，以治体气素薄，炎暑烁肺，脉濡懒倦，多汗口渴之证，未始不足以当其任。然必加一味知母者，因知母苦寒，能清肺泻火，补水润燥。若求其能清热，又能益气保水之源者，舍知母与人参、麦冬、五味子相配合，其孰更有愈于此？

十七、清热宣腑阳治胸腹如闷，溺色赤溷如血法

〔原文〕淋证愈后半年，交五六月复发。虽系肝胆郁热，亦必是暑邪内蕴，六腑皆为之不利。胸腹如闷，溺色赤溷如血，宜先清热，宣腑阳，然后再调本病。

卷心竹叶　寒水石　车前子　牛膝根　广陈皮　黑山栀　川郁金　滑石

〔疏注〕"淋属肝胆"，叶氏于《临证指南医案》亦尝言之。因淋属肝胆，故此病曰"系肝胆郁热"。因淋证愈后半年，交五六月正当炎热之时而复发，故知有暑邪内蕴。因暑为热气，今暑邪内蕴，是以症现胸腹如闷；肝胆郁热，是以溺色赤溷如血。今议先清热，宣腑阳，然后再调本病者，因暑邪内蕴为标，故先治。此即"急则治其标，缓则治其本"之义也。

〔方解〕此乃足太阳、厥阴及手足少阴经之药。寒水石与竹叶辛寒，黑山栀与郁金苦寒，皆清胸腹之热。唯前仁之甘寒，牛膝之苦酸，滑石之甘淡，广皮之苦温，共奏宣腑阳之功。内热清，腑阳宣，内蕴之暑邪愈，然后再调治肝胆郁热之淋证，又何难之有？

十八、辛香开表治头重壮热，无汗烦渴法

〔**原文**〕夏月冒暑，头重壮热，无汗烦渴，伏暑新凉外束，治以辛香开表。

陈香薷　新会皮　厚朴　藿香　甘草　知母

〔**疏注**〕夏月而见头重壮热无汗，知为冒暑，新凉外束所致。暑为热气，热伏于内，故烦渴；暑必夹湿，湿邪蒙蔽于上，故头重；新凉郁于肤表，故壮热无汗。若在外之新凉不解，则在内之伏暑更无以外达，内热愈盛，后患将不堪设想，此辛香开表法所以不可缓也。医者如见烦渴，徒治以甘寒，则不但伏暑不能清，而新感之邪反愈被寒凉之药所闭遏；不但伏暑无出路之机，而在外之邪热亦必内攻矣。如见头重壮热无汗，徒治以辛温，恐腠理愈开，反汗出不止。加以辛温之药，助火劫津，其不挫伤阴液者，吾不信也！故叶氏治此证，既不用辛温之药以发表，又不用甘寒之药以清暑，而用辛香开表之法者，以此。因味辛，则能散在外之新凉；味香，则能逐暑中之湿秽。此辛香与辛温之药所不同处。新凉解，湿秽除，伏暑之邪自然易解。此法无寒凉遏热与辛温助火之弊，倘遇伏暑新凉外束之证，可以于此取法。

〔**按语**〕凡暑病皆有口渴，然徒据口渴一症，即草率处方，而不从暑之证候群以仔细分析，辨证施治，则易误伤人命。故第十五案之昼日烦渴，有夜静多言呓语、脉濡数者，诊为中暑，治以清热利湿滋阴。第十六案之口渴，有懒倦多汗脉濡者，诊为炎暑烁金，治以益气保水之源。本案之口渴，有头重壮热无汗者，诊为伏暑，新凉外束，治以辛香开表。此同为暑病，因证候群不同，故其诊断与治法，亦因此而异。不但暑病如此，其他诸病亦莫不皆然。可见，古人有"同病异治""异病同治"之语，岂徒虚言哉？

〔方解〕此乃足阳明、手足太阴、手少阴经之药。本方即三物香薷饮（香薷、厚朴、扁豆）去扁豆，加新会皮、藿香、知母、甘草而成也。陈修园说："香薷辛温香散，能入脾肺，发越阳气以散蒸热，厚朴除湿散满，扁豆清暑和脾。"（《时方歌括》卷上）

〔按语〕陈氏解释香薷饮之方义已详。今本案于三物香薷饮方中去扁豆之甘温，换以新会皮之苦温，则除湿之力更强。况加藿香之辛甘，解表逐秽，甘草甘平以清火，知母静寒以清热，而头重壮热，无汗烦渴之证，无有不愈。

十九、辛苦甘淡治腹中胀闭溏泄法

〔原文〕今年二三月，久雨阴晦，入山行走，必有瘴气湿邪着于脾胃，腹中胀闭溏泄，夹积，溺赤不爽，目眦肌肉悉黄。夫温为阴邪，郁久必热，热自湿中而出，当以湿为本治。

生茅术　炒厚朴　猪苓　草豆蔻　新会皮

绵茵陈　茯苓皮　泽泻　木香汁磨入

〔疏注〕瘴气湿邪从口鼻触入，必先犯脾胃与募原，继乃分布三焦，此腹中胀闭溏泄、目眦肌肉悉黄之所由来。然腹中虽夹有积滞而胀闭，如药用攻伐，则脾愈陷；虽湿已化热而溺赤身黄，如药用清凉，则湿不除。叶氏独以热自湿中而出，当以湿为本治，使湿去，热无所依，其势必孤，热自易解。此乃治湿热之金针度人处，补益后学，良非浅鲜。希读者勿忽！

〔方解〕此乃足太阳、阳明、太阴经之药。生茅术甘温辛烈，辟恶燥湿；炒厚朴苦辛而温，平胃调中。新会皮苦温，导中州壅滞之气；草豆蔻辛热，治太阴独胜之寒。至于用猪苓、茯苓皮之甘淡，泽泻之甘寒、茵陈之苦寒者，取其导湿热外出。用木香汁之辛苦而温者，以行其脾气也。辛苦温与甘淡寒复用，治瘴气湿邪着于脾胃致腹中胀闭溏泄、身黄溺赤不爽等症，却能丝丝入扣。

〔按语〕取木香汁法：先将本方前八味药物用水煎毕，取此药水约半盅许，置于清洁之碗内，然后将木香于碗内磨成汁，再合前药服之。

二十、苦辛劫湿治壮热哕逆，吐苦水法

〔原文〕素有浊阴上干之症，近因湿气淫蒸，新旧合而为一。壮热，吐苦水，哕上逆，舌色微白，脉小弦，水气欲升，而复为湿遏之象也。当用苦辛以劫湿邪为主，即仲景先治新后治痼之义也。

川连　炮姜　炒厚朴　半夏　块苓

即进一剂，哕少缓，可用黄连温胆汤一二盏。

〔疏注〕素有浊阴上干之症，本宜辛温之药以驱浊阴，其奈近因湿气淫蒸，新旧之邪相合何？湿气淫蒸，既与平素之浊阴相合，已郁而为热，岂专以辛温之药所可解耶？故症现壮热者，乃湿已化热；哕者，胃气上逆也；吐苦水者，乃湿热郁其肝胆之火，肝胆之火上乘于胃，胃气因而上逆，即《灵枢》所谓"邪在胆，逆在胃"是也。至于舌色微白，乃内有湿气；脉弦，乃胆经之病；脉小，知病邪不甚。叶氏谓"水气欲升而复为湿遏之象"，今从舌脉与症状分析之，真经验语也。张仲景《金匮要略·脏腑经络先后病脉证》："夫病痼疾，加以卒病，当先治其卒病，后乃治其痼疾也。"故本仲景先治新病、后治痼疾之义，用苦辛以劫湿邪为主。因湿非辛不开，热非苦不降，辛苦合用，能降能通。虽未治痼疾，然方中复有辛温之品，又何患浊阴之邪上干也哉？

〔方解〕此乃足阳明、太阴、手少阴经之药。黄连苦寒，泻火燥湿，

即所谓苦以降之,炮姜辛苦,温胃祛寒,即所谓辛以开之。厚朴苦辛而温,散湿行水;半夏辛温体滑,燥湿和中。再用茯苓之甘温淡渗,甘温以益脾,淡渗以利湿。

《素问·至真要大论》说:"湿淫所胜,平以苦热,佐以酸辛,以苦燥之,以淡泄之。"此方之意,即本乎此。进一剂后,哕少缓,用黄连温胆汤一二盏。黄连温胆汤中用半夏、新会皮、茯苓、甘草、专和中焦胃气,燥湿祛痰;佐以竹茹清上焦之热,枳实利胸膈之气,黄连泻火燥湿。此方继前方之后,乃清未尽之湿热也。湿热清,然后再治素有浊阴上干之症,又何患本病不愈?

二十一、和中治心烦渴饮,嘈杂如饥,肛中气坠法

〔**原文**〕徐方鹤,脉缓,舌白,带灰黑色。心中烦热,汗多渴饮,嘈杂如饥,肛中气坠,如欲大便,平昔苦于脱肛。病虽夹湿热,寒凉清湿热之药味难投,拟方和中法。

炒麦芽　粳米　川斛　半夏　南枣

〔**疏注**〕脉缓,乃脾经湿郁之象;舌白、带灰黑色、心中烦热、汗多渴饮岂独脾经湿郁,且湿中尚有热在。又观夫嘈杂如饥、肛中气坠、如欲大便,平时苦于脱肛,又岂非中气素虚者耶?若此中虚夹湿热之病,清湿热虽不忌寒凉,然寒凉沉降,服后反愈伤中气,叶氏所以谓寒凉之药味难投者,以此。拟进和中之法者,和中则脾胃之气强,中虚自振。脾胃强,中气振,则湿热自然而去。

〔**方解**〕此乃手足太阴经之药。此方乃用仲景麦门冬汤化裁而成。因脾经湿郁,故去人参、麦冬之补阴,与甘草之守中。换以麦芽之咸温,健脾和中;川斛之甘淡,除烦解热。仍用粳米甘凉以补脾,半夏辛

温以燥湿，南枣甘温以补中。此方补而不腻，燥不伤阴，有和中之妙，无碍湿之嫌，诚治中虚夹湿热之良法也！

二十二、苦寒复辛香淡渗治呕痰烦躁，头痛颊赤之湿热法

〔原文〕舌白，渴不欲饮，呕有痰，口味皆变，头中空腹，两颊赤，此水谷湿热气并，郁蒸肠胃，致清浊变混，忽然烦躁、难鸣苦况。法苦寒泄热，辛香流气，淡渗利湿。无形之湿热去，有形之积滞自通。

淡黄芩　野郁金　川连　秦皮　白蔻　通草　猪苓　厚朴

〔疏注〕水谷之气清，湿热之气浊，两者气并，郁蒸肠胃，其清浊有不变混者乎？因水谷湿热气并，郁蒸肠胃，故舌白、渴不欲饮；湿热上泛，故呕痰、口味皆变。湿热干于上，故头中空痛、两颊赤；湿热郁久不解，故忽然烦躁、难鸣苦况。本病不施以黄芩滑石汤者，因黄芩滑石汤证乃在内水谷之气，与外感时令之湿并阻于气分，郁而成热，当以湿为本，故以利湿宣通气分为治，湿去则热自解。《温病条辨·湿温》说："脉缓身痛，舌淡黄而滑，渴不多饮，或竟不渴，汗出热解，继而复热，内不能运水谷之湿，外复感时令之湿，发表攻里，两不可施……黄芩滑石汤主之。"此证乃水谷湿热气并，郁蒸肠胃，致清浊变混，当以湿热为本，故用苦寒泄热，辛香流气，淡渗利湿之法为治。湿热去，则积滞自通。倘用黄芩滑石汤，则一味黄芩之苦寒，必不能抵挡本病肠胃之湿热。是以同属湿热之病，临诊时当分湿与热孰者偏盛而异其治，始能获得良效，否则于病有何益？由此可见，中医之辨证施治岂不重欤？

〔按语〕原文"头中空腹"，廖本作"头中空痛"；又原文"法苦寒泄热"，廖本作"法当苦寒泄热"，均可从。

〔方解〕此乃足太阳、太阴、厥阴及手少阴经之药。黄芩与川连苦寒，清除湿热；通草与猪苓味淡，专主分消。秦皮苦寒，泻肝清热；郁金辛苦，行气凉心。厚朴苦温，消食而调中平胃；白蔻辛热，宣气而温暖中焦。湿热除，中焦暖，则水谷湿热气不复郁蒸肠胃；气机畅，水湿消，则诸病自然而愈。再论用郁金与川连者，因症见烦躁，故用二味以清心热。用秦皮与黄芩者，因症见两颊赤，左颊应肝，右颊应肺，肝肺之热起，故用秦皮以泻肝热，黄芩以清肺火也。《素问·刺热论》说："肝热病者，左颊先赤。心热病者，颜先赤。脾热病者，鼻先赤。肺热病者，右颊先赤。肾热病者，颐先赤。"

二十三、用温胆法合四逆散治脘闷法

〔原文〕舌微黄，口微酸苦，脘中微闷，议用温胆法合四逆散。

竹茹　生白芍　炒半夏　川连　淡芩　桔梗　枳实汁

〔疏注〕舌微黄，口微酸，乃湿热之象；口微苦，乃胆热所引起。脘中属胃，脘中微闷，乃湿热郁于中焦也。温胆法，实即本温胆汤之义立法。温胆法合四逆散，一则以清胆火，一则以和胃而除湿热。胆胃和，湿热清，以上诸症自然渐除。

〔方解〕此乃足阳明、少阳经之药。本方即温胆汤（《临证指南医案》）合四逆散（《伤寒论》）加减而成。用竹茹甘寒以清热，白芍酸苦以敛阴。黄连苦寒，泻火燥湿；半夏辛燥，和胃健脾。淡黄芩苦寒以清上焦，枳实汁苦酸以利胸膈。用桔梗之苦辛，开胸膈之滞气；去柴胡与甘草，恶升散与甘缓也。不忌半夏者，因半夏虽辛温，然能下逆气。经炒后，则辛温兼具苦味。况加川连、淡芩之苦寒，苦辛合用，能降能通。用治口酸苦、苔黄、胸闷等症，自然合拍。

二十四、苦降辛泄治痞结法

〔原文〕阳明湿热，痞结心下，拟苦降辛泄，则邪自解耳。

炮干姜　半夏　桔梗　杏仁　川连　厚朴　枳实　豆豉　至宝丹

〔疏注〕痞结心下，与前案脘中微闷不同。痞结者，但满不痛之谓。《伤寒论·辨太阳病脉证并治下》149条："伤寒五六日，呕而发热者，柴胡汤证具，而以他药下之，柴胡证仍在者，复与小柴胡汤……但满而不痛者，此为痞。柴胡不中与之，宜半夏泻心汤。"闷者，不适而已。前案乃中焦湿热与少阳相火相蒸，故症见舌微黄、口微酸苦、脘中微闷。本案乃阳明湿热郁结于胃脘，故症现心下痞结。两症相较，前者轻而后者重也。《伤寒论·辨太阳病脉证并治下》131条："病发于阳，而反下之，热入因作结胸；病发于阴，而反下之，因作痞也。"今阳明经有湿热，亦痞结于心下者，其故何耶？因阳明湿热无形之气，痞塞于胃脘，阻其胸中之气，不能升清降浊，因而成痞。与伤寒下之早，中气伤而邪气乘之，阻其气之升降，痞塞于中者相比，其痞结虽同，而致痞之因，以及舌苔、脉象则异。案中虽未言及舌脉，然从"阳明湿热"句分析，可以推知其为苔黄、脉数也。阳明湿热与伤寒下早致病之因与舌脉既不同，故治阳明湿热宜以苦降辛泄法，而不可以泻心散痞补虚之法。

〔方解〕此乃足阳明、手厥阴经之药。炮姜辛苦大热，黄连大苦大寒，两者合用，辛开苦降；桔梗苦辛而平，杏仁苦温无毒，二者合用，能降能升。豆豉苦寒，能除胸中郁热；半夏辛燥，专祛胸膈湿痰。枳实苦寒，破气消痞；厚朴苦温，散满调中。再加入至宝丹之犀角苦酸咸寒，凉心泻肝而解毒；朱砂味甘而凉，清肝镇心而泻热。玳瑁甘寒以镇心，雄黄辛温以解毒。麝香辛温，开经络而通窍；牛黄甘凉，泻心热而利痰。琥珀甘平，安神散瘀；龙脑辛苦，通窍祛风。安息香辛苦，行气血而安心神；金银箔辛温，舒肝气而能镇静。本案用前药八味，以治阳明湿热，亦已足矣。何于此方以外，再加至宝丹耶？因无形湿热结于心下成痞，如湿热不解，恐邪陷心包而成昏厥，故既用前方以治阳明郁热、散心下之痞，又加至宝丹以开胸中郁结，则可免邪陷心包之患矣。

附：验案一例

李某，男，28岁，成都中医学院附属医院职工。1978年11月20日初诊。

主诉：十天前，不明原因上腹部痞满不适，口微苦，不渴，纳少，二便正常，舌苔薄黄，质红，脉细缓。曾服香砂六君子汤及藿香正气散，均无效。余以为此系中焦湿热郁阻兼中气虚所致，宜辛开苦降佐以扶中之法，宗叶氏前方加减。

法夏 10g　干姜 12g　黄连 6g　黄芩 10g　生泡参 30g　谷芽 20g

11月24日二诊：服上方后，自觉上腹部痞满大减，饮食增加，舌苔脉象同前，原方再进二剂。

俟后探问病人，自诉服前方以后，诸症痊愈，精神健壮如常。

〔按语〕本例症见上腹部痞满不适，口微苦，舌苔薄黄、质红乃湿热郁阻中焦之象；纳少、脉细缓，又为脾胃气虚之征。用法夏、干姜与黄连、黄芩相配，辛开苦降，则中焦湿热自除；用生泡参与谷芽相伍，消补兼施，则脾胃功能自复。中焦之湿热除，脾胃之功能复，故诸症痊愈。不用叶氏前方中之杏仁、桔梗、豆豉、枳实、厚朴者，是因本例有纳少、脉细缓，知病人脾胃素虚，故不再宜泄热破气之品，而加入生泡参、谷芽，以振奋脾胃功能。前医用香砂六君子汤，虽于中虚夹湿之证相宜，但不宜于本例中虚而夹有湿热者。藿香正气散虽于本例之湿证相宜，但不宜于本例中虚而有湿热并无表证者。因方与证不合，是以用之无效。

二十五、清营热治时疫发热，斑发不爽法

〔原文〕时疫发热，脘闷恶心，斑发不爽，神烦无寐，舌色转红，邪热将入营分。虽胃滞未清，亦宜先清营热，勿以滋腻为稳。

鲜竹心　元参　连翘心　鲜菖蒲　银花　川贝

〔疏注〕感时疫发热，见脘闷恶心者，乃胃滞未清之象。斑发不爽、神烦无寐、舌色转红者，即邪热将入营分之征。胃滞未清，其患小；热将入营，其患大。因恐邪入心包，必将成痉厥，故曰"虽胃滞未清，亦宜先清营热"。营热清，则邪必由营转气；忌滋腻，于胃滞焉能有妨？叶氏恐人只注意胃滞未清，忽视其邪热将入营分，故提出"宜先清营热"。又恐人只注意邪热将入营分，忽视其胃滞未清，故提出"勿以滋腻为稳"。

〔方解〕此乃手少阴经之药。方中元参苦寒养阴，滋而不腻，加竹叶心之甘寒、连翘心之苦寒入心清火，银花甘寒解毒，则心营之邪热解，斑必爽然而出，发热与神烦无寐皆愈矣。至于用鲜菖蒲之辛温开窍，川贝母之辛平化痰，不惟能使神明不被浊邪所蔽，且于胃滞之脘闷恶心，亦不无小补。王士雄说："间若胸闷者，尤为痰据，不必定有苔也。菖蒲、郁金，亦为此设。"（《温热经纬·叶香岩外感温热篇》）可见王氏之语，实本于此。

二十六、养阴清热治时疫发热，舌绛烦渴法

〔原文〕时疫六日不解，头疼发热，舌绛烦渴，少腹痛剧，已经

心包，虑其厥痉。

犀角　连翘心　银花　玄参　通草　鲜生地

又方　鲜生地　犀角　玄参　麦冬　川贝

〔**疏注**〕此与前案同为时疫与发热，然本证现头疼者，有表邪之象。舌绛则比前案舌色转红更深，是已入心包之候。少腹痛剧者，因少腹乃肝经所过之地。《灵枢·经脉》第十："肝足厥阴之脉，起于大指丛毛之际，上循足跗上廉，去内踝一寸，上踝八寸，交出太阴之后，上腘内廉，循股阴入毛中，过阴器，抵小腹。"今肾阴被热邪所伤，无以养肝，肝经之络脉必拘急，故呈少腹痛剧。立法不治其肝，而以心肾为主者，因见本证已经心包，不忍坐待以成厥痉也。况肾阴得补，肝岂不欣欣向荣乎？

〔**方解**〕此乃手太阴、手足少阴经之药。犀角苦酸微寒以泻心，生地甘苦大寒以凉血。银花甘寒，能清肺热；玄参苦寒，能补肾阴。连翘心味苦性寒，入心经而泻火；白通草气寒味淡，引肺热以下行。因肺合皮毛，肺热清，则头痛、发热自解；肾阴补，则舌绛、烦渴自愈。后方即前方去连翘心、银花、通草，加麦冬、川贝而成。去银花、连翘心、通草者，知头疼发热之证已除；加麦冬之甘寒，川贝之辛平，以润肺化痰者，一则恐痰闭心包，一则恐火盛灼肺，此亦图未然之计也。

咳喘门

二十七、用小青龙法治老年下元虚，痰饮咳嗽法

〔原文〕王公美，脉沉而咳，不能着枕而卧，此老年下元虚，气不摄纳。浊气痰饮，皆为阴象，乘暮夜阴时窃发，发散清润皆非。当以小青龙法，开太阳经，撒饮下趋。

小青龙去麻辛草

桂枝　白芍　干姜　五味　法夏

〔疏注〕脉沉主里，里有饮邪，故其脉沉。浊气痰饮，皆为阴邪，夜亦属阴，故浊气痰饮，乘暮夜阴盛之时而发。如以老年下元空虚，气不摄纳，所以不能着枕而卧。发散清润皆非者，因病非外寒，故不可发散，发散恐元气愈伤，阳气必脱；病非肺燥，故不可清润，清润恐助饮为虐，阴邪必盛。所以必用小青龙法，开太阳经以散饮也。

〔方解〕此乃足太阳、太阴、少阴经之药。陈古愚于小青龙汤注说："麻桂从太阳以祛表邪，细辛入少阴而行里水，干姜散胸前之满，半夏降上逆之气，合五味之酸，芍药之苦，取其酸苦涌泄而下行。既欲下行，而仍用甘草以缓之者，令药性不暴，则药力周到，能入邪气水饮互结之处而攻之。凡无形之邪气从肌表出，有形之水饮从水道出，而邪气水饮，一并廓清矣。"

〔按语〕陈氏所解释小青龙汤方义已详。今用本方去麻黄、细辛、甘草者，因本证年老下元空虚，又无外寒，去麻、辛，则元气无耗散之虞，因辛主散也。本证乃浊气痰饮上泛而致咳，去甘草，则痰浊无留中之患，因甘主缓也。况方中有五味子之酸温益肾，于老年下元已虚，气不摄纳，未必无一小补。倘医者，遇此证时，徒拘守成方，不随证加

减，安望其能奏效乎？

二十八、用越婢汤，治外寒内热，夜卧气冲法

〔原文〕冬温咳嗽，忽值暴冷，外寒内热，引动宿痰伏饮，夜卧气冲欲坐，喉咽气息有声。宜暖护安居，从痰饮门越婢法。

麻黄　甘草　石膏　生姜　大枣

〔疏注〕小青龙汤证，乃外有寒而内有饮者；大青龙汤证，乃外有寒而内有热者；麻黄杏仁甘草石膏汤证，乃发汗不解，热邪内迫而为肺热者。若此证，冬温咳嗽，又忽值暴冷，外寒内热，引动宿痰伏饮，夜卧气冲欲坐，喉咽气息有声。与以上三证相似而实不同。倘施以大青龙汤或小青龙汤，则辛温之药必助其热；倘施以麻黄杏仁甘草石膏汤，则无以兼顾宿痰伏饮。择其方药能与证相合者，其唯越婢汤乎！因外有寒者，麻黄足以散之；内有热者，石膏足以清之；内有宿痰伏饮者，生姜、大枣、甘草足以和之也。

〔方解〕此乃足太阳、阳明经之药。汪讱庵说："风水在肌肤之间，用麻黄之辛热以泻肺，石膏之甘寒以清胃，甘草佐之，使风水从毛孔中出。又以姜、枣为使，调和营卫，不使其发散耗津液也。"

〔按语〕汪氏此解甚当。叶氏借用此方以治外寒内热，引动宿痰伏饮，夜卧气冲欲坐，喉咽气息有声者，想必有效。然案末有"宜暖护安居"一语，亦不可忽视，否则病虽愈而复发，徒药何益？

二十九、养胃阴治咳痰欲呕，饥时甚法

〔原文〕脉软，咳痰欲呕，饥时甚。虽是时邪未清，高年正虚，理宜养胃阴，《金匮》麦门冬汤。

麦冬　人参　半夏　甘草　粳米　大枣

〔**疏注**〕高年脉软，知正气已虚；咳痰欲呕，知肺胃之气上逆；饥时甚者，知胃阴虚无以供养于肺。《素问·五脏别论》说："五味入口，藏于胃，以养五脏气。"《灵枢·营卫生会》说："人受气于谷，谷入于胃，以传与肺，五脏六腑，皆以受气。"今从本案观之，《素问》之语，信不我欺。虽是时邪未清，然以高年正虚，用《金匮》麦门冬汤以养胃阴为主，真可谓治病必求其本者矣。

〔**方解**〕此乃手太阴、足阳明经之药。喻嘉言在《医门法律》中说："于麦冬、人参、甘草、粳米、大枣大补中气，大生津液队中，增入半夏之辛温一味，其利咽下气，非半夏之功，实善用半夏之功，擅古今未有之奇矣。"

〔**按语**〕《金匮要略》说："火逆上气，咽喉不利，止逆下气，麦门冬汤主之。"今叶氏善会文义，借用此方治高年正虚，脉软，咳痰欲呕，饥时甚之证，真合拍也。

附：验案一例

曾某，女，35岁，成都市前进家具厂工人。1968年5月25日初诊。

主诉：咳嗽已10余天。10天以前，因感冒发现恶风，自汗，咳嗽，在外服中药数剂，效不显，因来就诊。现症：头昏胀，微恶风，自汗，胸闷，干咳而呕，每咳则小便自遗，气短，口微渴，大便秘结，舌苔白黄欠津，质微红，脉细近数，月经提前三天，色正常。此系外感风邪，肺气阴虚夹痰之证。治宜疏风解表、补气养阴，佐以祛痰之法，用麦门冬汤加减。

麦门冬12g　明沙参30g　法夏10g　生甘草6g　粳米30g　前胡6g

5月28日二诊：服上方两剂后，头已不昏胀，不恶风自汗，咳时小便自遗好转，大便已畅通，舌苔脉象同前。原方去前胡，再进5剂。

俟后随访病人，自诉服上方以后，诸症痊愈。

〔按语〕本例见头部昏胀、微恶风、自汗，乃外感风邪之象；干咳无痰、大便秘结，乃肺燥伤阴之征。因肺与大肠相表里，故肺阴伤，必累及大肠也。肺有燥痰，故胸闷、咳时欲呕；肺之气亦虚，故气短；且上虚不能制下，故每咳则小便自遗。至于口微渴、舌苔白黄欠津、脉细近数，亦即阴虚所致。用麦门冬汤，改人参为明沙参，气阴双补，配麦门冬，以润肺养阴。用生甘草、粳米以清热，用法夏以祛痰。法夏配麦门冬、明沙参，则燥不伤阴，滋而不腻。去大枣者，因大枣补脾益胃，本例之病主要在肺，不似叶氏前案之饥时咳甚，病在于胃，故去之。本例与叶氏前案之症，一病在胃，一病在肺，用麦门冬汤俱效，可见麦门冬汤，既能养胃阴，又能养肺阴，然总不离乎兼有痰者，方可用全方以治咳嗽。

三十、降冲蠲饮治久嗽失音，冲气上逆法

〔原文〕久嗽失音，脉小，痰冷冲气，入暮为重。此肺虚气馁，不易骤愈，酒家有饮邪。

桂苓甘味汤

〔疏注〕脉小为气虚，久嗽失音而见脉小，故知为肺虚气馁。其所以致此久嗽者，因素好饮酒生湿，由湿成痰饮故也。痰饮不去，则嗽终不止，因阴盛阳虚，故痰冷；上焦阳微，肾气上越于阳位，故冲气。冲气者，气从小腹上冲胸咽也。暮为阴盛之时，痰饮阴邪，乘暮夜阴盛之时而嚣张，故入暮为重。此与前第二十七案王公美之病痰饮，乘暮夜阴

时窃发之证同理。不过彼乃老年下元虚，气不摄纳，治宜开太阳经撒饮下趋；本证乃肺虚气馁，有久嗽失音，肾气上冲，故宜先治冲气而蠲痰饮。冲气平，痰饮去，然后再补肺气可也。倘见脉小失音，即大补肺气，孰知痰饮未去，冲气未平，虽补何益？叶氏从《金匮》苓桂五味甘草汤证中悟出，乃用此方以治本证，真有见地！

〔**方解**〕此乃足太阳、少阴、手足太阴经之药。本案原文拟方为桂苓甘味汤，其实即《金匮要略》之苓桂五味甘草汤也。尤在泾《金匮要略心典·痰饮咳嗽病脉证治》"苓桂五味甘草汤"注："茯苓、桂枝能抑冲气使之下行。然逆气非敛不降，故以五味之酸敛其气；土厚则阴火自伏，故以甘草补其中也。"

〔**按语**〕尤氏所解释苓桂五味甘草汤之方义甚当。叶氏用此方以治酒家有饮邪、久嗽失音、痰冷冲气等证，可谓对证矣。

三十一、用真武汤治阳微浊逆，喘不著枕法

〔**原文**〕徽州、三十九，仲景论痰饮分二要，外饮治脾，内饮治肾。又云：凡饮邪，必以温药和之。阅方从肾脏主治，不为大谬。但阳气微弱，浊阴固聚，自下上逆，喘不著枕，附子走而通阳，深为合理。第其余一派滋柔护阴，束缚附子之标疾，转不能尽其长。

真武汤

〔**疏注**〕《金匮要略》说："夫短气有微饮，当从小便去之。苓桂术甘汤主之，肾气丸亦主之。"以上一节，即案中所谓"仲景论痰饮分二要，外饮治脾，内饮治肾"之所本。因苓桂术甘汤为治外饮之方，肾气丸为治内饮之方。本案之证，阳气微弱，浊阴固聚，自下上逆，喘不著枕，其为外饮乎？抑为内饮乎？读"阅方从肾主治，环为大谬"一语，

知为内饮无疑。因肾阳微弱，浊阴上逆，是以喘不著枕。前医虽用附子走而通阳，然杂以一派滋柔之品，不惟束缚附子之剽疾，且必为阴邪树帜。今用真武汤壮元阳以消阴翳，补脾泄水以消留垢，附子得以尽其长，饮邪岂尚有容身之地耶？此治内饮之又一法也。

〔**按语**〕原文"标疾"二字，廖本作"剽疾"，可从。

〔**方解**〕此乃足太阴、少阴经之药。罗东逸说："夫人一身制水者脾也，主水者肾也。肾为胃关，聚水而从其类。肾中无阳，则脾之枢机虽运，而肾之关门不开，水即欲行，以无主制，故泛溢妄行而有是证也。用附子之辛热，壮肾之元阳，则水有所主矣；白术之温燥，建立中土，则水有所制矣。生姜之辛散，佐附子以补阳，于补水中寓散水之意；茯苓之淡渗，佐白术以健土，于制水中寓利水之道焉。而尤重在芍药之苦降，其旨甚微。盖人身阳根于阴，若徒以辛热补阳，不少佐苦降之品，恐真阳飞越矣。故用芍药以亟收，散漫之阳气而归根。"

〔**按语**〕罗氏解释真武之方义已详。读者能知此义，不但以真武汤治内饮之阳气微弱，浊阴固聚，自下上逆，喘不著枕而已。至于叶氏原文有"凡饮邪，必以温药和之"，与《金匮》"病痰饮者，当以温药和之"一语，文字略有出入，兹提出以供参阅。

三十二、柔阳通摄治老年冬季喘嗽法

〔**原文**〕老年冬季喘嗽，是元海不主收摄，冲阳升举，饮邪上泛，阻遏流行，喘嗽愈甚。阅古，都主八味肾气，温养坎中之阳，收纳散失之真，不主消痰清肺，意谓非六气所致。奈体质不受桂附，年前议进柔阳通摄，若以建中立上中之阳，乃心脾甘温之剂，与下焦不纳无谓。

紫衣胡桃肉　茯苓　补骨脂　鹿茸　肉苁蓉

五味子　青盐　远志肉　柏子霜

蜜丸。

〔疏注〕本案与第二十七案之证，似同而实异。前者为老年下元虚，气不摄纳，浊气痰饮，乘暮夜阴时窃发，当以痰饮为主，即急则治标之意；本案老年冬季喘嗽，乃是元海不主收纳，冲阳升举，饮邪上泛，阻遏流行，喘嗽愈甚，当以收摄为主，即缓则治本之义。故前者用小青龙法，开太阳经以散饮邪，痰饮去，再补下元可也。本案用柔阳通摄之法，则元海收纳，冲阳不举，饮邪不复上泛矣。读案中"阅古都主八味肾气丸"至"年前议进柔阳通摄"一节，可见叶氏师古法而不泥古方。再读至"若以建中立上中之阳，乃心脾甘温之剂，与下焦不纳无谓"一节，此又本仲景病在下焦勿犯中上二焦之义。《伤寒论·辨太阳病脉证并治下》一四五条："妇人伤寒，发热，经水适来，昼日明了，暮则谵语，如见鬼状者，此为热入血室。无犯胃气及上二焦，必自愈。"是以读古人医案者，于此等处，幸勿草率读过。

〔按语〕原文"八味肾气"后，无"丸"字，廖本作"八味肾气丸"，可从。八味肾气丸，即肾气丸，见前第三十一案注释。

〔方解〕此乃手足少阴经之药。胡桃肉甘涩，补骨脂辛温，同补下焦；肉苁蓉咸温，鹿茸片甘温，均填精血。远志苦热，能通肾气上交于心；茯苓甘平，能通心气下交于肾。五味子酸敛，滋肾敛肺；柏子霜甘平，益肾养肝。用青盐者，取咸寒可以补肾；用蜜丸者，因下虚，故宜缓治。

心肾交，精血足，元海自主收纳；肝肾滋，肺气敛，喘嗽自然渐平。况此方温中具柔，无桂附刚燥之烈；通摄并进，能开饮邪之出路乎？

三十三、填阴镇阳治咳逆浮动，浮阳上冒法

〔原文〕色苍肉瘦，形象尖长，木火之质，阴液最难充旺。春间咳嗽，虽系风温外邪，但既属阴亏，冬藏先已不固。因咳逆浮动，浮阳上冒，清空自阻，用药宜取沉静质重，填阴镇阳方是。阅方辛气居半，与磁石相阻，苁蓉阴中之阳，亦非敛摄，不效宜矣。

大熟地　灵磁石　萸肉　五味子　龟板

云茯苓　怀山药　阿胶　牡丹皮　泽泻

〔疏注〕色苍肉瘦，形象尖长者，多属阴虚火旺之体。《灵枢·阴阳二十五人》第六十四："木形之人……其为人苍色小头，长面大肩，背直身小，手足好，有才，劳心少力多忧，劳于事，能春夏不能秋冬，感而病生。"故"阴液最难充旺"一句，乃本案全文之关键语。与叶氏平时所谓"面色苍者，须要顾其津液"之义相同。至于"春间咳嗽，虽系风温外邪，但既属阴亏，冬藏先已不固"数句，乃阐明《素问·金匮真言论》"藏于精者，春不病温"之旨。因咳逆震动，浮阳上冒，清空自阻者，盖真阴既衰于下，加以咳逆震动，则虚热必上冒而阻塞清空。清空者，头也。耳目口鼻，皆系清空之窍，清空被阻，则清窍不利，必症见耳鸣目赤、龈胀咽痛之类。医者用药，不以沉静质重，填阴镇阳为法，乃以辛气居半，与磁石相阻，以及苁蓉阴中之阳药是务。岂知浮阳只宜敛摄，不宜辛散；阴亏只宜滋填，不宜温补？否则必致"阴阳离决，精气乃绝"。兹用填阴镇阳一法，使"阴平阳秘，精神乃治"。此与治风温病初起，病在卫分，宜用辛凉解表法者大有区别，为医者不可不知。

〔方解〕此乃足少阴、厥阴经之药。亦即都气丸加磁石、龟甲、阿胶是也。熟地甘温以滋肾，萸肉辛酸以补肝。阿胶、龟板甘平，补肾阴

而益血液；云苓、泽泻甘淡，利小便而泻热邪。怀山药味甘而强阴精，牡丹皮辛寒而泻伏火。再用灵磁石辛咸而重镇者，引肺气以入肾；用五味子性温具五味者，敛肺气而强阴。血液补，阴精填，伏火清，肺气敛。由于阴亏而咳逆震动，以致浮阳上冒，清空自阻者，想必有效。

《素问·生气通天论》第三："凡阴阳之要，阳密乃固，两者不和，若春无秋，若冬无夏，因而和之，是谓圣度。故阳强不能密，阴气乃绝。阴平阳秘，精神乃治；阴阳离决，精气乃绝。"

呕吐门

三十四、平肝温胃治吐涎食入涌出法

〔**原文**〕脉弦，舌白，吐涎，食入膈上即涌出，自述由动怒得之，春病至霜降不愈，心中反痛，以肝病犯胃治法。

　　金铃子　延胡索　良姜　茯苓　炒半夏　砂仁壳

〔**疏注**〕脉弦，知为肝旺；舌白吐涎，知胃阳衰弱而夹饮邪。胃阳既弱而夹饮邪，加以病人动怒于阳气初生之时，是以肝阳亢逆犯胃，以致胃不和降，食入膈上即涌出也。肝之所以犯胃者，因肝为刚脏，内寄相火，肝之经脉夹胃，上贯膈，故肝气常趁胃虚而犯之。病延至霜降不愈，心中反痛者，因秋凉而胃阳愈见不振，肝愈放纵而乘之，故增心中反痛。叶氏每治肝胃不和之证，"若肝阴胃汁已虚，肝火炽盛，风阳扰胃，立法忌刚用柔""若肝阴胃阴未亏，肝阳亢逆犯胃，用药则远柔用刚。"本案无肝阴、胃阴亏损之象，故立法用刚远柔。因肝阳冲逆犯胃，故参以苦寒之品泻热平肝。读此案后，可见医生于临诊之际，不但应重视脉因证治，即四季之气候变化，于疾病有密切关系者，亦当留意。

〔**方解**〕此乃足阳明、厥阴经之药。因肝阳冲逆犯胃，故用金铃之苦寒泻热，延胡之辛苦利气，二者合用以平肝，肝平则肝阳自不冲逆犯胃，即无食入涌出及心中反痛之患矣。胃气主降，能降则和，今胃阳衰弱而夹饮邪，故用半夏之辛燥、茯苓之甘淡，二味合用以和胃蠲饮；良姜之辛热、砂仁之辛香，二味合用以暖胃调中。胃既和暖，饮邪既散，自无舌白吐涎之证矣。肝气平，饮邪散，胃阳复，则肝胃岂不两和？

三十五、平肝泻火，和胃生津，治呕吐不已，肠中不通法

〔原文〕春夏阳升，肝木乘，呕吐不已，寝食减废，气失下降，肠中不通。病乃怀抱抑郁两月之久，不敢再以疏泄为治。

人参　川连　乌梅　川楝子　生白芍

〔疏注〕病人怀抱抑郁两月之久，肝郁未有不发热者。加以春夏阳升，肝阳得天时之助，安得不上升乘胃，以致呕吐不已，寝食减废，气失下降，肠中不通也哉？胃腑体阳用阴，气本下降[1]；肝为刚脏，气本上升。黄坤载《伤寒悬解》卷十二，"厥阴经提纲"注："厥阴藏气，自下上行。"今见呕吐不已，使胃气上升者，非胃气所致，乃肝为之也。《灵枢·经脉》有"肝足厥阴之脉……过阴器，抵小腹，夹胃"以及"是肝所生病者，胸满呕逆"之语。叶氏有见于此，故治此证，不全责之胃，而责之于肝者，本经旨之故。不敢再用疏泄者，因疏泄必以辛药，如用辛药，恐愈动肝阳之故。况当春夏阳升，肝郁发热，立法犹不忌刚用柔耶？本案与前三十四案同为肝胃不和之证，但用药必有一刚一柔之别，读者宜反复对参可也。

〔按语〕原文"肝木乘"后无"胃"字，廖本作"肝木乘胃"，可从。

〔方解〕此乃足阳明、厥阴、手少阴经之药。人参甘苦，和味生津；黄连苦寒，镇肝泻火。川楝苦寒以泻热，乌梅酸温以敛肝。再用生白芍之苦酸微寒者，因"肝以敛为泻"[2]，白芍能收阴气，敛逆气之故。肝平火熄，则肝不乘胃；胃和津生，则胃气自降矣。

〔注释〕（1）《温病条辨·中焦篇》七七条注："盖胃之为腑，体阳而用阴，本系下降，无上升之理，其呕吐哕痞，有时上逆，升者胃气，所以使胃气上升者，非胃气也，肝与胆也。"《本草备要》卷一"草部、白芍药"注："酸敛肝，肝以敛为泻，以散为补。"

三十六、用吴茱萸汤加减治纳食欲吐，肠枯不便法

〔**原文**〕频频劳怒，肝气攻触胃脘，胃阳日衰，纳食欲吐，胃不主降，肠枯不便，仿仲景食谷则哕，用吴茱萸汤。

人参　黄连　茯苓　干姜　吴茱萸

〔**疏注**〕频频劳怒，故肝气易攻触胃。肝气触胃，胃阳日衰，故现纳食欲吐。胃气以下行为顺，今胃气不降，纳食欲吐，津液无以下达，是以肠枯不便。《伤寒论·辨阳明病脉证并治》说："食谷欲呕，属阳明也，吴茱萸汤主之。"今本案不用吴茱萸汤全方者，因胃属阳腑，"腑病以通为补"[①]，故此病不宜甘守之药以壅补，须加甘淡之补而兼通者，与苦辛之药相合，能开能降能通，则纳食欲吐等证，庶几可以收效。

〔**方解**〕此乃足阳明、厥阴、手少阴经之药。亦即仲景吴茱萸汤去大枣，加茯苓、黄连，以干姜换生姜之方。陈古愚说："或谓吴茱萸降浊阴之气，为厥阴专药。然温中散寒，又为三阴并用之药。而佐以人参、姜、枣，又为胃阳衰败之良方。"（见陈修园《长沙方歌括》卷五"少阴方""吴茱萸汤"注。）

〔**按语**〕陈氏所解释吴茱萸汤之方义甚当。叶氏用本方去大枣者，嫌其壅补；去生姜者，恶其辛散。换以干姜之辛温，以其胃阳日衰；加入茯苓之甘淡，以其补而能通。再加黄连之苦寒，以肝寄相火故也。况黄连与干姜合用，有辛开苦降之义，与吴茱萸汤合用，既能平肝经之火，又能起胃阳之衰，诚面面俱到。

〔**注释**〕①《临证指南医案》"脾胃"治某案说："某，胃阳受伤，腑病以通为补，与守中必致壅逆。"

三十七、泄浊温通佐以养正治酸水涌呕、饥时不食法

〔原文〕江宁，二十一，食已，夕顷，酸水涌呕，饥时不食，人不安适。此久病胃虚，而阳乏运行，浊阴凝聚使然。春季以辛温开导气分不效，思虚中夹滞，泄浊温通，必佐以养正。苟不知避忌食物，焉能取效？

  吴茱萸 淡干姜 茯苓 川熟附 小川连 熟半夏

〔疏注〕唐宗海《本草问答》卷下："夫酸者，湿所化也。湿夹热而化酸，如夏月肉汤经宿则酸，有冰养之则不酸。麦麸发热，则成醋而酸，皆是以热蒸湿而酸也。""其一是寒湿，又如菜入坛，腌则化为酸，是为寒化之湿。"本案食已，夕顷，酸水涌呕，其为寒化之湿而为酸欤？抑为热蒸湿而为酸欤？因寒湿中阻，胃阳不振，故饥时不食，久不安适。因寒湿之气化而为酸，故酸水涌呕。案中说："此久病胃虚，而阳乏运行，浊阴凝聚使然。"所谓浊阴者，非寒化之湿而何？《素问·阴阳应象大论》有"寒气生浊"之语，可为明证也。因久病胃虚，浊阴凝聚，故曰"虚中夹滞"。医者，若徒治以泄浊温通而不养正，则胃阳不运；若徒养正而不泄浊温通，则浊阴不散。故泄浊温通，必加养正。因养正与祛邪并用，则正气易复，邪气易去。至于嘱病人避忌食物一语，虽未明指食物为何，亦可知其为生冷与不易消化之食物耳。

〔方解〕此乃足阳明、少阴、厥阴经之药。吴茱萸辛温以燥湿，淡干姜辛温以逐寒。半夏辛温，开郁化痰；茯苓甘淡，利窍除湿。熟川附辛热，能助阳退阴；小川连苦寒，能燥湿开郁。夫辛与苦合，则辛开苦降，而酸水涌呕自除；助阳退阴，则胃阳复振，而饥时不食自愈。一派温药之中，加入茯苓者，以茯苓补而能通，能引浊邪外出之故。少佐川连者，以酸水涌呕，亦由肝胃不和所致，治胃阳虚，虽宜温药，然肝为

刚脏，内寄相火。故用温药中，必少佐苦寒之品以监制其肝也。

三十八、仿仲景胃虚上逆例，治呕吐黑水，大便稀黑法

〔原文〕问生产频多，经水失期，此冲脉厥气，直攻心下，引胁环及少腹。呕吐黑水，黑为胃底之水；便出稀黑，乃肠中之水。经年累月，病伤胃败，何暇见病治病？务在安眠进食为议，仿仲景胃虚上逆例。

人参　炒半夏　代赭石　茯苓块　降香　苏木

〔疏注〕女子以血为主，生产频多，是以导致血虚与经水失期之由。冲为血海，《灵枢·海论》第三十三："冲脉者，为十二经之海。"刘仲迈《伤寒杂病论义疏·平脉法》第二注："冲为经脉之海，又曰血海。"血海空虚，是以导致冲脉之气上逆，直攻心下，引胁环及少腹、呕吐黑水等症。然经水失期日久，岂无瘀血停滞于中？因有瘀血停滞，故肠胃中之水夹瘀血，随冲脉之逆气而为呕吐黑色，随大肠之传导而为稀黑便也。案中虽未言及瘀血，然从所呕吐与大便之黑色，以及方中用降香、苏木之理推之，可知有瘀血无疑。喻嘉言《寓意草》说："黑水为胃底之水。"《伤寒论·辨太阳病脉证并治下》："伤寒发汗，若吐、若下，解后，心下痞鞕、噫气不除者，旋覆代赭汤主之。"叶氏有见于此，故仿仲景胃虚上逆例治之，不治其黑水，而黑水自止。《临证指南医案·崩漏》治沈某案中说："夫冲脉隶于阳明。"隶者，属也。扁鹊《难经·二十八难》说："冲脉者，起于气街，并足阳明之经，侠脐上行，至胸中而散。"因冲脉起于气街，并足阳明之经脉上行至胸中，故曰隶于阳明。是以调中补胃，则食进而血生，血海自不空虚；和胃降逆，则冲脉之气降，呕吐诸证自愈。况方中加入止血去瘀之品，而经水失期、便出稀黑等症，犹

不愈乎？

〔**方解**〕此乃足阳明经之药。半夏辛温，降逆止呕；人参甘苦，补气生津。茯苓甘淡微温，补心脾而利水；代赭石气寒味苦，养血气而镇逆。降香辛温以止血，苏木甘咸以去瘀。此方即旋覆代赭汤加减而成。因有呕吐，故去甘草、大枣之甘守；胁下不满，故勿用旋覆花之咸温。因呕吐黑水，故加茯苓利水，降香止血，苏木去瘀也。

附：验案一例

李某，男，70 岁，成都市西御河街居民。1968 年 5 月 22 日初诊。家属代诉：病人患胃痛已 10 余年。10 余年以来，每年胃痛反复发作，服中药或西药均减轻。一个月以前，不明原因胃痛复发，在外服中西药均无效。21 日午后，突然呕出红黑色之水液数次，约有 500mL。今日又呕吐一次，其色与前同，约有 150mL。胃痛拒按，有如针刺，嗳气，不能食，面白少神，口渴饮热，舌苔黄，质红，无津液，大便干，色黑，小便正常，脉细无力。因病人年老体虚，病情较重，不能站立，故未作钡餐检查。此系胃气阴虚，冲脉之气上逆，兼瘀血阻滞之候。治宜益气养阴，镇逆止血，佐以祛瘀之法，宗叶氏前案方化裁：

红参须 10g　明沙参 30g　怀山药 30g　生赭石 24g　白芍 18g　苏木 6g　仙鹤草 12g　炙甘草 6g　竹茹 18g

2 剂

5 月 25 日二诊：病人服上方药后，呕血已止，胃痛减轻，无拒按如针刺之象，饮食增加，精神好转，舌苔薄白、质微红、欠津，脉弦细，大便色黄而干，色已不黑。仍本前方加减，用益气养阴、调气和血之法治疗。

明沙参 12g　怀山药 30g　白芍药 18g　炙甘草 6g　香附 10g　乌贼骨 18g　白及 12g　3 剂

5月28日三诊：病人胃痛更减轻，舌脉同前。原方再进3剂。

自前次来门诊治疗以后，已未来复诊。随访病人，据诉服前方后，胃痛已愈，饮食正常，精神恢复如常，并能治理家事矣。

〔按语〕本例症见胃痛不能进食、面白少神、脉细无力，属胃气虚；舌苔黄、质红、无津液，属胃阴虚；胃痛拒按，如针刺状，又呕吐红黑色之水液，解黑色大便，为胃中瘀血阻滞。瘀血停于胃中，随冲脉之气上逆，故呕吐红黑色之水液；随大肠之传导而外出，故解黑色大便。用红参须、明沙参，以补胃之气阴，用怀山药以固肠胃；用生赭石镇冲脉之气而降逆，竹茹凉血止呕，仙鹤草止血，白芍药与甘草，甘苦合化以补阴血，香附调气，乌贼骨和血，白及逐瘀生新，苏木行血祛瘀，气阴补，脾胃强，则正气自旺；冲气降，血热清，则呕血自止。止血药与逐瘀药合用，则血止而无瘀阻之患；通血脉与行气之药合用，则气血行而无胃痛之患矣。

泄泻门

三十九、芳香逐秽治头胀脘闷洞泄法

〔原文〕臭秽触入，游行中道，募原先受，分布三焦上下，头胀脘闷洞泄，以芳香逐秽法。

藿香梗　生香附　茯苓皮　白豆蔻　飞滑石　炒厚朴　新会皮

〔疏注〕臭秽之气，多夹湿邪，由口鼻触入，犯及脾胃，则散漫游行。脾胃居中，故曰中道。人身之募原，与脾胃相近，又与三焦相通。故臭秽触入之后，游行中道，募原先受，继乃分布于三焦。臭秽之气，分布于上，则上蒙清窍而为头胀；分布于中，则清阳被阻而为脘闷；分布于下，则肠中湿滞而为洞泄。用芳香逐秽者，因病之发生，乃由于臭秽，故非用芳香无以逐秽；臭秽之气，必夹湿邪，故非佐淡渗无以利湿耳。

〔方解〕此乃足太阳、阳明、手足太阴经之药。藿香梗辛香甘温，入肺气而去恶气；生香附辛香甘苦，上胸膈而利气机。炒厚朴苦温，调中除湿，白豆蔻辛热，宣肺暖中。茯苓皮与飞滑石，甘淡而渗湿行水；新会皮即广陈皮，辛苦而快膈和中。以上数味，芳香逐秽，虽臭秽触入，已分布于三焦上下，又何患不迎刃而解？

脘腹痛门

四十、用大建中汤化裁治呕逆心痛法

〔原文〕味过于酸，肝木乘胃，呕逆心痛，用大建中法。

人参　淡干姜　茯苓　桂木　炒黑川椒　生白蜜

〔疏注〕《素问·五脏生成》说："多食酸，则肉胝䐜而唇揭。"[①]此言多食酸味，则酸味太过而伤脾。本案说"味过于酸"，即多食酸味之意。说心痛者，即今所称之胃痛也。因"酸苦涌泄为阴"，多食酸味，则阴盛而伤阳，不使脾阳受伤，则胃阳受损。脾阳伤，则肝木乘于脾，必现肉胝䐜而唇揭；胃阳伤，则肝乘于胃，故证现呕逆而心痛也。《灵枢·经脉》说："肝所生病者，胸满、呕逆"。《素问·举痛论》说："寒气客于肠胃，厥逆上出，故痛而呕也。"盖即此意。叶氏不治肝，而用大建中法者，意在扶胃阳，即可以敌肝，亦可以散寒邪，诸症焉能不愈？虽然后之医者，倘遇胃痛之病，亦必审其脉症，确属胃阳虚者，然后方用此法。若属胃阴虚而肝乘之者，当于叶案中选用柔远刚之药，抑或以魏玉璜"一贯煎"养阴泄肝之义为法可也。

〔按语〕本病愈后，当戒酸味及生冷食物，否则恐病虽愈，亦必复发。

〔方解〕此乃足阳明、手少阴经药，亦即大建中汤之变化也。《金匮要略》说："心胸中，大寒痛，呕不能食，腹中满，上冲皮起，出见有头足，上下痛，而不可触近者，大建中汤主之。"林礼丰说："方中重用干姜，温中土之寒；人参、饴糖，建中焦之气。佐以椒性纯阳下达，镇阴邪之逆，助干姜以振中土之阳。"（见陈修园《金匮要略浅注·腹满寒疝宿食病脉证治》大建中汤注）

〔**按语**〕林氏解释大建中汤方义已详，叶氏本《金匮要略》上述原文"心胸中，大寒痛，呕不能食"等句悟出，用大建中法，而不尽用其方，以治味过于酸，肝木乘胃，呕逆心痛之证。方中之所以必去饴糖者，因恐饴糖气温达肝，肝气升，则更乘其胃；易以白蜜者，因白蜜甘平，既能补中，又能缓肝之急，而止心腹之痛也。至于加茯苓之甘平，乃导阴邪以外出；加桂木之辛温，能温心阳以活血。中气足，胃阳复，则中州有权，不得再为肝乘，而呕逆必止。心阳温，心血活，则寒邪自散，不复为邪所侵，而胃痛必愈矣。

〔**注释**〕①胝胎，音抵纣。胝者，皮肤厚也。胎者，敛缩也。胝胎者，即皮肤肌肉皱缩之意。唇揭者，即唇皮掀揭之意。因脾喜燥恶湿，又脾主肌肉，其荣于唇。酸能生津，多食酸，则津多而脾润，有碍于脾之运化，无以长养肌肉，故肌肉皱缩而唇皮掀揭也。

四十一、养心、补脾、润燥治心痛，得食则缓法

〔**原文**〕同里，四十五，心痛，得食而缓，是积劳营虚，大忌辛通破气。

桃仁　归身　柏子仁　桂圆肉　炒黑芝麻

〔**疏注**〕心痛，正当胸之下，歧骨陷中，即今所谓胃痛是也。本案心痛，得食而缓，谓积劳营虚，其故何哉？《灵枢·经别》第十一："足阳明之经，上至髀，入于腹里，属胃，散之脾，上通于心。"因胃络上通于心，心又主营。今积劳伤营，营阴虚，心无以养，急需胃以供给其营养物质，然胃中又空，急待食物以供于胃而养于心，食物不得，是以胃痛发作。此种胃痛，大多如空痛之状。故得食之后，"食气入胃，浊气归心"，心得其养，暂时不给于胃，是以痛而缓也。倘用辛温破气之药以治之，不惟耗气，且更伤营阴，必致胃痛加剧。故案末提出"大忌辛温破气"一语，虽未云治法，而立法须忌刚用柔，已在言外矣。

〔**方解**〕此乃手少阴、足太阴脾经之药。桂圆肉与当归甘温，柏子仁辛甘，皆能补心脾；桃仁甘苦而辛，黑芝麻味甘气平，皆能润血燥。补心脾兼润血燥者，因补心润燥，则营阴自足；补脾，则血之来源不绝。此痛之部位虽在于胃，其实病之因在于积劳营虚，故立法不治其胃，而胃痛自止。

四十二、用小陷胸汤治脘痞按之痛法

〔**原文**〕热邪入里，脘痞，按之痛，脉滑者，此邪结阳分，拟仲景小陷胸汤。

川黄连　瓜蒌实　半夏　杏仁　枳实

〔**疏注**〕从心下至少腹，硬满而痛，不可近，脉沉紧者，此为结胸，乃大陷胸汤之证。心下满而不痛者，此为痞，乃半夏泻心汤之证。今案中说"热邪入里，脘痞，按之痛"，此既不同于大陷胸证，又不同于半夏泻心汤之痞证也。本证因误下后，热邪入里犹浅，平素之痰饮，夹热邪而内陷，留于膈上，故脘痞按之痛，脉亦见浮滑。因脉见浮滑，浮为阳，滑主痰，证与脉，皆现于阳分，故曰"此邪结阳分。"《伤寒论》说："小陷胸病，正在心下，按之则痛，脉浮滑者，小陷胸汤主之。"据此，本案用仲景小陷胸汤不论于证于脉，皆合拍也。

〔**方解**〕此乃足少阳经之药。汪切庵说："黄连性苦，寒以泄热；瓜蒌性寒，润以涤垢；半夏味辛，温以散结。结胸多由痰热结聚，故用三物以除痰去热也。"

〔**按语**〕汪氏所解释小陷胸汤的方义甚当。叶氏治本证再加杏仁辛

苦甘温以下气，枳实苦寒以破气者，因气行则痰行，痰行则脘痞按之痛，脉浮滑等症自愈。

四十三、用冷香饮子治腹痛吐利汗出法

〔原文〕脉沉微，肠痛，吐利，汗出，太阴寒伤，拟冷香饮子。

    泡淡附子 草果仁 新会皮 甘草

煎好候冷服。

〔疏注〕本案原文，对本证虽说"太阴寒伤"，其实乃阴寒冷湿之气并客于太少二阴。何以知之？因脉沉为病在里，脉微为肾阳虚之象。肾阳虚，不能温暖中州，脾肾之阳俱虚，此阴寒冷湿之气所以客于太少二阴也。阴寒冷湿之气客于二阴，故现脉沉微与腹痛；中阳被寒湿所阻，清气不升，浊气不降，故吐利并作；阳虚不能卫外而为固，是以汗出。今叶氏不用理中丸，而偏拟冷香饮子者，因理中丸为太阴主方，其中之参、术、姜、草对脾经守补有余，散寒湿则不足。用于补太阴之虚则可，若用于散太少二阴之阴寒冷湿之气则不可，故拟冷香饮子以温阳、散寒、除湿，使阳回阴退，湿去寒除，则诸症自愈。倘早施理中丸以温补，恐寒湿不惟不散，而邪气反得药之温补，留阻于中。由此可见，医者于临证之际，辨证与选方用药，岂不重欤？

〔按语〕原文"肠痛"二字，廖本作"腹痛"可从。

〔方解〕此乃足太阴、少阴经之药。淡附子辛热，回阳祛寒；新会皮苦温，调中快膈。草果辛热以燥湿，甘草甘平以补脾。阳气回、阴寒散，脾湿去，中州调。而脉沉微、腹痛、吐利，太少二阴为阴寒冷湿之气所伤之证，岂有不愈？方中去生姜者，因有阳虚汗出，故不可再施辛散。诸药煎好，候冷始服者，即《素问·五常政大论》所谓"治寒以热，凉而行之"是也。《素问·至真要大论》又说："寒淫所胜，平以辛热，佐以甘苦。"本案之用冷香饮子，即是此意。

积聚门

四十四、温通治左胁积聚法

〔**原文**〕病因食物不节,其受病在脾胃。既成形象在左胁之旁,是五积六聚。喜暖恶寒,阳气久伤,温剂必佐宣通,食物宜慎。

草果　荜茇　鸡内金　砂仁壳　厚朴　广皮　阿魏

捣丸。

〔**疏注**〕病因食物不节,必伤脾胃,脾胃伤则纳食与运化失常,而寒邪渐至蓄积,留止不行,于是积聚成矣。因阳气虚,故见恶寒而喜暖;肝气逆,故形象现左胁之旁。《灵枢》说:"肝脉微急为肥气,在胁下,若覆杯。"《难经》说:"肝之积,名曰肥气,在左胁下,如覆杯,有头足。"即指此证。因证属阳虚,非温剂则无以运脾扶阳;已成形象,非宣通则无以消散积聚。立法不治肝者,因形象虽在左胁之旁,而受病之因,则在于脾胃,故健脾则正气自强,行气则肝积自散也。

〔**方解**〕此乃足阳明、太阴经之药。草果辛热,健脾燥湿,荜茇辛热,温胃散寒。砂仁壳辛香以调中,鸡内金甘涩以消食。广皮辛苦,理气燥脾;厚朴苦温,散满下气。用阿魏者,因味辛气平,能入脾胃消积;捣丸者,因久病痼疾,宜缓以图之耳。脾胃温,阳气复,寒湿除,气机畅,则诸症可希渐愈。

四十五、通阳泄浊治瘕结法

〔**原文**〕瘕结在左,腹形长大,必大便得通,胀满可减。年前询病因嗔怒,且久寡多郁,以泄木调气得效。今冬又发,用大针砂丸十日,白昼颇减,入夜大胀,议通阳泄浊方法。

肉桂　麝香　阿魏　青皮　当归须　郁李仁　川楝子

蜜丸。

〔疏注〕本案瘕结在左，与前案形象现左胁之旁，两者病位虽同，病因与症状则异。前案病因食物不节，伤脾胃之阳，邪气留止，蓄积而成积；此则病因嗔怒，且久寡多郁，致肝气不疏而成瘕结，此病因有所不同也。前案形象现左胁之旁，属有形可征之癥积，此乃瘕结在左，腹形长大，必大便得通，胀满可减，属无形之瘕聚，此症状有所不同也。因前案为有形之积，故不云形象衰减之象，此乃无形之气，故大便通、腹胀即减。前案为脾胃阳伤，故症见恶寒喜暖；此乃浊邪弥漫，故见昼减夜胀。前案为阳虚有积，故议温剂佐以宣通，此乃瘕结浊邪，故议通阳兼以泄浊。此两案病位虽同，但病因与症情各异，故其立法处方用药，即有所不同。学医者，何不于此留意乎？

〔方解〕肉桂辛甘大热，益阳消阴，且兼通血脉；麝香辛温香窜，通络开窍，又能暖肾经。青皮辛苦以泻肝，阿魏辛平以消积。郁李仁辛甘而苦，泻气破血润燥；当归尾苦辛甘温，破血祛瘀滑肠。用川楝子苦寒以泻肝，又能引浊邪外出；用蜂蜜作丸，不用煎剂，因久病宜缓治也。设方中药物远辛温，则不能行气通阳；离辛苦，则不能导邪泄浊。非气香，无以宣通经络；乏味甘，无以调和中焦。况肝主疏泄，肝郁则气滞，故用药必疏肝行气；肝主藏血，气滞则血阻，故用药必通络逐瘀。此通阳泄浊，治瘕结在左，腹形长大之良法也。

诸郁门

四十六、宣通气血治胁痛引背法

〔原文〕据诉左胁痛引背部，虚里穴中，按之有形。纳食不得顺下。频怒劳烦，气逆血郁，五旬以外，精力向衰，延久，最虑噎膈。议宣通气血，药取辛润，勿投香燥，即有瘀浊凝留，亦可下趋。

　　当归尾　京墨汁　桃仁泥　延胡索　五灵脂　老韭白

〔疏注〕《素问·平人气象论》第十八："胃之大络，名曰虚里，贯鬲络肺，出于左乳下，其动应衣，脉宗气也。"左胁为肝经所过之地，虚里为胃之大络。今因频怒，则肝气上逆；劳烦，则伤脾胃之阴。肝藏血，血随气行，故肝气上逆，血亦随气上逆。气血郁阻于肝经所过之地，故左胁痛引背部；气血郁阻于胃之大络，故虚里穴中，按之有形。纳食不得顺下者，因胃阴伤，又为肝所乘，故胃降失权。加以老年精力向衰，倘延久失治，津枯血燥，易成噎膈难治之证。今议用宣通气血，药取辛润，勿投香燥，真有远见。盖香燥之品，香则耗气，燥则伤阴，二者又能助肝气上逆，故勿用。若辛润之品则不然，辛则行气解郁，即《素问》所谓"肝欲散，急食辛以散之"是也。润则顾其阴虚，即徐之才所谓"湿可润燥"是也。药取辛润，使气血流通，瘀浊如何不随之而下趋？

〔方解〕此乃足厥阴经之药。当归尾甘温而润，破血下流；京墨汁辛甘而凉，平肝润燥。延胡索辛苦，行血中气滞与气中血滞；桃仁泥苦甘，苦以泄血滞，甘以缓肝气。五灵脂甘温味厚，入肝经以通利血脉；老韭白辛温微酸，入血分而行气散瘀。此方味具辛甘酸苦，有行气解郁，平肝破血润燥之功。凡老年精力向衰，因频怒劳烦，气逆血郁，络脉不和，以致胁痛引背，纳食不得顺下者，皆可于此取法。

四十七、行气开郁泻热治咽中时痹，消渴心热法

〔原文〕脉虚涩，咽中时痹，不妨食物，大便干燥，此肺中气不下降，不主运行。消渴心热，皆气郁为热，非实火也。

枇杷叶　苏子　蜜炙橘红　马兜铃　茯苓　川贝母

〔疏注〕本案症见脉虚涩、咽中时痹、大便干燥、消渴心热，似阴虚火旺之象。然叶氏不作阴虚火旺论治，乃作肺气不降治之，其故何耶？想叶氏分析此证果属阴虚火旺，不但脉见虚涩，且必见脉涩而数；不但咽中时痹，不妨食物，且必咽干，食物梗阻难下；不但大便干燥，且必粪如羊矢。今乃不然，则知为肺中气不下降，不主运行所致，非阴虚津乏明矣。咽者，食管也，与胃相通。《灵枢·经脉》说："肺手太阴之脉，起于中焦，下络大肠，还循胃口。"咽既与胃相通，肺经之脉既下络大肠，还循胃口，则肺气不降，宜其致咽中时痹，大便干燥也。此证与《金匮要略》"妇人咽中如有炙脔"之病因相似。不过，彼乃七情郁气，痰凝气阻，而无热象；此因七情郁气为热，故有消渴心热之症。且气郁为热，热久生痰，痰阻于肺，肺失肃降之令，气不下降，不主运行，故脉现虚涩、咽中时痹、大便干燥等症。案末所以有"皆气郁为热，非实火也"之语。意即谓宜行气开郁泻热，不可用苦寒之药以泻火。苦寒之药犹不可用，尚可用治妇人咽中如有炙脔之半夏厚朴汤乎？

〔方解〕此乃手足太阴经之药。本方乃师仲景半夏厚朴汤之义而成。枇杷叶苦平以降气，马兜铃苦辛以泻肺。紫苏用子，辛温开郁而下气；橘红蜜炙，苦温甘缓而消痰。白茯苓甘平，能和脾利肺；川贝母辛

苦，能泻热散结。泻肺下气则火降，开郁消痰则肺宁，泻热散结则痹阻开，和脾利肺则热痰降。而咽中时痹，大便干燥，消渴心热之症，可希渐愈。

四十八、开上中痹治脘中气结法

〔原文〕寒热虽减，脘中犹然不爽。非是食滞，乃气结所致。尚宜开上中之痹。

川连　干姜　淡芩　炒半夏　杏仁　白蔻　枳壳　桔梗

〔疏注〕案首说"寒热虽减"，知前有外感，经治疗后已减矣。"脘中犹然不爽"，知气结于上脘、中脘而成阻塞不通之象。然何以知其非是食滞？因食滞于胃，必脘腹胀痛拒按，恶食与嗳腐吞酸。若气结则不然，脘中只不爽而已。故治食滞则宜消，治气结则宜开，因食为有形之物，气为无形之物故也。病食滞者，误作气结以开之，则无以消其食；病气结者，误作食滞以消之，则必伤及正气，此两者之治法所以不可混同。本案开上中之痹，在寒热已减之后，本《伤寒论》"表解乃可攻痞"之义也。

〔方解〕此乃足阳明及手太阴、少阴经之药。川连、淡芩之苦寒以泻火，干姜、白蔻之辛热以暖胃。半夏辛温，理气开郁；杏仁苦温，降气行痰。枳壳苦酸微寒以行气滞，桔梗苦辛而平以开胸膈。以上数味，辛开苦降，则上中之痹自开，脘中必豁然爽快。

四十九、泻火调中、化痰降气治气塞填胸阻喉，不饥不食法

〔原文〕问病起嗔怒，气塞填胸阻喉，不饥不食，寅卯病来，临晚病减。凡气与火，必由少阳之木而升，故上午为剧。

瓜蒌皮　黑栀皮　薄荷梗　神曲　新会皮　青蒿梗

〔疏注〕足少阳胆之脉，起于目锐眦，上抵头角，下耳后，循颈，入缺盆，下胸中。足厥阴肝之脉，起于大指丛毛之际，上腘内廉，循股阴，入毛中，过阴器，抵小腹，夹胃，属肝，络胆，上贯膈，布胁肋，循喉咙之后。本案之病起于嗔怒，怒则伤肝，"肝合胆"，肝气逆，故少阳之经气不循常道，而相火亦随气上逆，是以气塞填胸阻喉，不饥不食。寅卯病来者，因寅卯乃少阳气旺之时，少阳病伤寒，则必得旺时而减，故仲景说："少阳病，欲解时，从寅至辰上。"今病起于嗔怒，非伤寒可比，故气与火，反得少阳气旺之时而发。临晚病减者，《素问·生气通天论》"日西而阳气已虚"，天时不能助邪气也。上午为剧者，"日中而阳气已隆"，病邪得天时之助使然也。昔程子华《子华子医道篇》说："人之有精神也，其升降上下，与昼夜之相通也，与天地相贯注也。"学医者，如不明此理，又何异入五里雾中耶？

〔方解〕此乃手足少阳、足阳明、厥阴经之药，瓜蒌皮苦寒以化痰降气，栀子皮苦寒以泻三焦之火，薄荷梗辛凉以搜肝气，青蒿苦寒，入少阳以泻热。用神曲与新会皮之辛温者，因神曲能调中开胃，新会皮能和中导滞。此治病起嗔怒，气塞填胸阻喉，不饥不食之良方也。

五十、清肺降气治食下脘中噎阻法

〔原文〕食下脘中噎阻，背胁气逆而痛，脉右寸独大。据述由嗔怒致病，当以清金制木，形瘦津少，勿用破气燥血。

枇杷叶　桔梗　紫降香汁　川贝　苏子　生香附汁

〔疏注〕脘中属阳明胃部，背为肺俞之所在，胁为肝经所过之地。今因嗔怒致病，肝气上逆乘胃，故食入则脘中噎阻；肝气郁而不疏，故胁痛；肺气不降，故背痛，右寸独大；形瘦之人，内火易动，故现津少。用破气之药，则耗气伤津；用燥血之品，则助肝益火，故叮咛勿用。此由嗔怒致病，立法不治肝而治肺者，因见右寸脉独大，知肺气失调。肺既主一身之气，兹用药以清肺，肺之肃降令行，则诸气自然随之而降。

〔**方解**〕此乃手太阴经之药。枇杷叶苦平以清肺，紫降香辛温以辟恶。桔梗辛苦，泻肺热兼有利膈之长；川贝苦辛，清热痰尤具解郁之力。生香附辛香甘苦，擅调气解郁之用；紫苏子辛香而温，有润肺下气之功。方中降香、香附用汁者，取其气之全，易于流动而不燥血；多用气分药者，因肺居上焦，又主一身之气。用辛香之药而不燥其血，用微苦之品而不伤其气，此处方之妙也。

下卷

疝气门

五十一、温肾疏肝治肝厥、疝攻上触呕吐法

〔原文〕疝攻上触，必倾囊呕物，此胃中得食气壅，肝邪无以泄越，得吐而解，盖木郁达之也。此番病发，原自怒起，其为肝厥何疑？

炒黑川椒　炒小茴香　川楝子　青皮汁　青木香　橘核

〔疏注〕肝所生病者，胸满、呕逆、狐疝。故呕逆之证，不尽属于胃，多由肝气上逆所致。是以小柴胡汤证之呕，是由于肝火上逆；吴茱萸汤证之呕，是由于肝胃寒邪夹浊阴之气上逆。以上二者，皆肝气上逆所致之呕逆。本案因疝攻上触，必倾囊呕物，其为肝火上逆耶？抑为肝胃寒邪，夹浊阴之气上逆耶？案中虽未言及舌脉，然既说"疝攻上触，必倾囊呕物"，其为肝寒无疑。既说"原自怒起"，其为肝厥无疑。厥者，逆也。所谓肝厥者，即肝气上逆之义。肝气上逆乘胃，是以得食气壅；肝喜条达，是以得吐而解。不用小柴胡汤者，因恐柴胡、黄芩之苦，反伤其肝，况非少阳半表半里之证，岂和解所可愈？不用吴茱萸汤者，因恐人参、大枣之甘，反助其壅。况病由怒起，岂温补所可愈？此用药以温肾者，因补火即可以散寒；疏肝者，使肝气疏畅，肝气自不上逆，此即"木郁达之"之义。

〔方解〕此乃足少阴、厥阴经之药。川椒、茴香气味辛热，补命门火而散寒；青皮、木香辛苦气温，条达肝气而解郁。至于橘核之辛苦、川楝之苦寒，皆治疝要药，取苦降辛通之义也。因在下之寒疝，非温肾不解；在上之呕逆，非疏肝不治。方中虽有辛热之药，因佐以苦寒，则无以助肝气上逆；虽有苦寒之品，因配以辛热，则不碍肝经寒邪，真良

法也！或问：此病既属肝经寒疝，用温药固宜，何又加川楝之苦寒？余说：因"肝为刚脏"，内寄相火，温肾佐以凉肝，师古人治厥阴，用寒必复热，用热必复寒之旨，岂可以肝有寒疝，即禁用川楝之苦寒欤？

五十二、利湿温经祛风治狐疝、睾丸痛引少腹法

〔原文〕狐疝者，厥阴之痹也。发则睾丸痛引少腹，得呕气泄则止，此属寒湿之阻，议以利湿温经祛风丸方，服久自愈。

川楝子　小茴香　淫羊藿　胡芦巴　茯苓　半夏　杜仲

韭子　砂仁　防风　当归　淡苁蓉　漂淡吴茱萸

双合，水泛丸，日服2次，每服8g。

〔疏注〕狐疝之名，始于《灵枢》。又《金匮要略》有"阴狐疝气者，偏有小大，时时上下"之语。今案中说："狐疝者，厥阴之痹也。"可见此属肝经之寒湿闭阻无疑。发则睾丸痛引少腹，可见不发时则否。此虽与《金匮》阴狐疝气之证有所不同，然发作有时，而命名为"狐疝"亦宜。因肝足厥阴之脉过阴器，抵小腹。发则睾丸痛引少腹者，肝经之络脉被寒湿阻滞而不通之故。得呕气泄则止者，因肝主疏泄，呕吐之后，则气机疏畅，壅滞发泄之故。叶氏说："此属寒湿之阻，议以利湿温经祛风丸方。"此即《素问》所说"肝欲散，急食辛以散之"是也。

〔方解〕此乃足少阴、厥阴经之药。川楝子苦寒，小茴香辛平，为治疝要药；淫羊藿辛燥，胡芦巴苦温，有温肾良功。防风辛甘微温，祛风胜湿；砂仁辛温香窜，快气调中。韭子辛温，杜仲温润，能养肝益肾；半夏辛燥，茯苓甘温，能除湿和中。当归辛苦甘温，散寒和血；吴萸辛苦大热，燥湿温中。用淡苁蓉者，补命门之相火；用水泛丸者，治

久病宜缓图也。方中诸味，用辛温药多者，因肝喜条达，故以辛散辛补；复以苦寒药者，因肝为刚脏，内寓相火之故。用此方以治睾丸痛引少腹，得呕气泄则止之证，诚为对证之方。至于"双合"二字，指方中末后淡苁蓉、漂淡吴茱萸二味，与前十一味药相合也。

肿胀门

五十三、温通、祛浊、回阳治痞胀法

〔原文〕疟发六七十候，寒热邪聚，必交会于中宫。脾胃阳气消乏，致痞胀不能纳食运化，三年不愈，正气未复。诊脉沉微，阳伤，必浊阴盘踞。但以泄气宽胀，中州愈困愈剧。必温通浊走阳回，是久病治法。

生淡干姜　生益智　厚朴　茯苓　人参　泡淡附子

〔疏注〕本案因疟久，寒热邪聚，交会中宫，影响脾胃阳伤，此痞胀所以成也。因脾主化，胃主纳，今纳者不纳，化者不化，三年不愈，所以正气难复。脾胃阳伤，所以脉现沉微。泄气宽胀之品，于新病体实者宜之，若久病正虚阳微，误施此法，安得不使脾胃愈困愈剧？此所以温通祛浊回阳之法，用治本案之久病，乃为最当也。

〔方解〕此乃足阳明、太阴经之药。干姜辛温，配附子之辛甘以回阳，阳回则浊走；人参甘寒，合茯苓之甘平以扶正，正复则邪除；益智辛温，配厚朴之苦温以运脾，脾运则痞消。叶氏用此方，系本仲景茯苓四逆汤化裁而成。去甘草者，防其满中；加益智与厚朴者，使温而兼通，补而兼运。况有茯苓之补而兼通，能不引浊邪外出耶？

五十四、分消建中调气，治浮肿腹胀泄泻法

〔原文〕今浮肿腹胀泄泻，皆雨湿太过，脾阳郁遏，久则气窒，小溲不利。凡分消建中，调治其气，水湿自去，脾阳渐复。酒肉闭气，食物宜忌。

生白术　　茯苓皮　　生益智　　椒目　　厚朴　　广皮　　泽泻　　猪苓

〔疏注〕《素问·金匮真言论》："腹为阴，阴中之至阴，脾也。"脾恶湿，脾宜升则健，得阳始运。本案由雨湿太过，致脾阳郁遏而不转输，是以小溲不利；脾为湿困，是以浮肿。脾阳不运故腹胀，脾阳下陷故泄泻。此即医和所说"雨淫腹疾"是也。当此之时，医者如不详究其病因与病机以立法处方，徒施一般利尿消肿之药以治之，其奈脾阳不运何？案中说："凡分消建中，调治其气，水湿自去，脾阳渐复。"此案此论，真堪为后学楷法！

〔方解〕此乃足太阳、太阴、少阴经之药。白术甘苦，补脾燥湿；广皮辛苦，理气调中。苓皮甘平，擅消浮肿；厚朴苦温，专散胀满。椒目与益智辛热，同补命门；泽泻与猪苓甘淡，分消水湿。补脾则水湿自去，补火则阴翳自消，调中则脾阳不得郁遏，理气则气行水亦自行。散满则脾阳动而腹胀消，利水则湿邪去而浮肿愈。《素问·至真要大论》说："湿淫所胜，平以苦热，佐以酸辛，以苦燥之，以淡泄之。"本案所立之法，真与经旨相合。

五十五、温中散寒，治脘中胀满，冷汗肢厥法

〔原文〕瓜果水寒，暴凉迅风，内外两因。舌白，渴不能饮，脘中胀满，烦不肯寐，身无热，头不疼，微呕，此太阴中寒。已经冷汗肢厥，脉弱濡伏，医犹以疲敝方药，正如隔靴搔痒矣。

　　　生草果　　生於术　　藿梗　　淡干姜　　厚朴　　丁香柄

〔疏注〕内伤瓜果水寒，外受暴凉侵袭，虽内外两因，然身无热，头不疼，则非寒伤于表。

症有舌白、渴不能饮、脘中胀满、烦不肯寐、微呕、冷汗肢厥、脉

弱濡伏，此太阴中寒之象。因脾为阴中之至阴，喜燥恶湿，又主健运。今既内伤瓜果水寒，外复遭暴凉迅风侵袭，足太阴脾岂有不为寒所中？因湿郁中焦，故舌白渴不能饮、脘中胀满、烦不肯寐、微呕；因脾中寒邪，阳气不达于四肢，故肢厥；阳不外卫，故汗冷。至于脉弱乃真阳衰弱，脉濡为脾经湿滞，脉伏为寒闭之象。病至于此，温中散寒犹恐不及，尚堪以疲敝方药软？故案末说："医犹以疲敝方药，正如隔靴搔痒。"此语真可谓与医者痛下一针砭也！

〔方解〕此乃足太阴经之药。草果辛热香散，燥湿祛寒；於术苦甘而温，补脾除湿。厚朴苦温以散湿满，干姜辛温以散寒邪。藿梗辛甘以和中，丁香辛温以暖胃。祛寒除湿，则太阴之寒邪自瘳；暖胃补脾，则中焦之阳气自振。寒邪除，阳气振，则舌白渴不能饮、脘中胀满、冷汗肢厥等症自然而愈。

五十六、通阳治腹胀法

〔原文〕汪介臣，鼻冷涕泪，腹胀仍空，形色衰夺，脉微而涩，阳气已惫，浊阴日聚，为胀满不食，危期至速，勉拟通阳方法。

人参　茯苓　淡附子　淡干姜

〔疏注〕鼻为肺之窍，鼻准又称明堂，明堂为脾之应。今脾肺之阳虚，故鼻冷。肾主五液，受五脏之精而藏之。肾之液，入肝为泪，入肺为涕。今肾阳虚不能摄液，故涕泪交出。因阳气衰而脾不健运，浊阴日聚，故腹胀仍空。此即所谓"寒气生浊"，"浊气在上，则生䐜胀"是也。因浊阴聚而胀满不食，无水谷之精微以养骸体，故形色衰夺。盖形成于肉，又"脾主肉"，未有脾衰而色不败，有诸内必形诸外也。加以脉微为亡阳之候，脉涩为精血已亏，似此而不危期至速者，鲜矣！叶氏犹勉拟通阳法者，真救人之心切！

〔**方解**〕此乃足太阴、少阴经之药。亦即仲景之茯苓四逆汤去甘草之方。成无己说："四逆汤以补阳，加茯苓、人参以益阴。"

〔**按语**〕成氏解释茯苓四逆汤之方义，真简而明。本案乃阳气衰惫，浊阴日聚，故现鼻冷涕泪、形色衰夺、胀满不食等症。用茯苓四逆汤去甘草者，因甘能令人中满，且于通阳有碍。然不忌茯苓、人参者，因人身之阳根于阴，况人参能大补元气，茯苓能通阳利小便乎！

附：验案一例

马某，男，57岁，成都中医学院附属医院职工。1965年5月3日初诊。

主诉：腹部剧烈疼痛已一周多。一周来，每当夜半两点钟时，即现脐周腹痛拒按，并自觉脐周现包块约二指宽大，至天明时，不药而痛止，包块亦消失；畏寒，自汗，舌苔白滑，质淡红，口和，大便溏，小便正常，两手脉沉弦而细。此系脾肾阳虚，浊阴凝聚之候。治宜通阳散寒之法，宗叶氏前方加味，即茯苓四逆汤。

党参30g　干姜10g　制附片10g（久煎）　茯苓10g　炙甘草6g

5月4日二诊：自诉服上方一剂后，脐周腹痛已大减，并未现包块，舌苔、脉象同前。原方再服2剂。

5月6日随访病人，据诉服前方后，诸症痊愈，并于是日已参加清洁卫生运动，自此以后，前症未见复发。

〔**按语**〕本例症见当脐腹痛、痛时呈现包块而拒按、夜半时发作、天明即痛止，兼见大便溏者，此乃肾阳虚，无火以温煦脾土，导致脾阳亦虚，浊阴盘踞于脐腹所致。此即李念莪所说"当脐而痛为少阴肾"是也。因浊阴盘踞于脐腹，夜半阴气正盛之时，以阴助阴，故其痛乃发作；平旦阳气生长，阴邪渐退，故其痛乃停止。因浊阴凝聚于脐腹，故痛时现包块而拒按；湿浊上泛，故舌苔白滑；湿浊下行，故大便稀溏；脾肾阳虚，故畏寒汗出。脉沉弦而细者，因沉脉主病在里，弦脉主痛，细脉主气衰也。用茯苓四逆汤通阳散寒，寒散湿除，阳长阴退，故诸病即愈。因叶氏前案为腹胀之证，故去甘草以防满中，本例为腹痛而非腹胀之证，故不忌甘草，且配党参可以补元气，配干姜、制附片可以缓痛。本例与叶氏前案证虽不同，但病机则相同，故仍宗叶氏前案之立法遣方而稍有变通也。

五十七、通腑阳治肿病法

〔原文〕陆家滨，三十，阴邪盛为肿。便溏，尿短，议通腑阳。

附子　远志　於术　青皮　厚朴　椒目　猪苓　茯苓

〔疏注〕"肾者，胃之关也。关门不利，故聚水而从其类也。"关门之所以不利者，因肾阳虚，无以化气行水，是以水聚而肿病成。又水为阴邪，故阴邪盛为肿。脾为至阴之脏，喜燥恶湿，今脾为湿困，健运无权，故病肿与便溏。"肾合膀胱，膀胱者，津液之府也。"今肾阳虚，不能化膀胱之气，是以尿短。议通腑阳者，即《素问》所谓"洁净府"之义也。

〔方解〕此乃足太阳、太阴、少阴经之药。附子辛温，温肾阳以祛寒湿；远志苦温，通肾气上达于心。於术苦温，燥湿补脾；青皮辛苦，散结破气。厚朴之苦温以散湿满，椒目之苦辛以行水湿。茯苓之甘平以利湿健脾，猪苓之甘淡以利窍行水。肾阳温，郁结散，膀胱利，寒湿去，肿病自然即消，此通腑阳法之妙也。

附：验案一例

詹某，男，41岁，资中县城关区干部疗养院职工。1962年2月10日初诊。

主诉：腹部胀大已近一年。三年前曾患黄疸，面目和一身皮肤发黄，疲乏，小便短赤，经服中药后病愈。10个月以前，因突然腹泻，经服中药后泻止，渐至腹部胀大，尿量短少而频，于1961年5月6日来我院门诊就诊。曾经西医检查诊断为肝硬化腹水，收入住院即用中药治疗一月余，腹水全消后出院。回家未到2个月，腹部又逐渐膨大，在当地医院服中西药效不显，因又来院就诊。查肝功能不良。现症：面色苍黄，少神，消瘦，气短，语言无力，腹胀如鼓，青筋暴露，量腹围平脐85cm，两足肿，纳少，大便溏，大便短少而黄，舌苔白滑，质淡红，两手脉沉细。此属脾虚健运失职，水湿上泛而成此证。宜通腑阳法，宗叶氏前案之方加减。

制附片12g（久煎）　苍术12g　白术12g　猪苓10g　茯苓10g　干姜10g　陈皮10g　厚朴10g　大腹皮10g　草豆蔻10g　椒目6g

顾大德、张卓之、何久仁、彭宪彰会诊拟方，以下同。

2月15日二诊：病人服上方4剂后，小便增多，腹胀减轻，舌脉同前，原方再服4剂。

2月20日三诊：病人服上方后，小便增多，腹胀已消一半，足微肿，不能食，口和，大便稍干，舌苔脉象同前，原方4剂。

2月25日四诊：病人腹胀全消，足已不肿，胃纳增加，精神转好，尿多，色微黄，大便干，舌脉同前。通腑阳之法既效，已不再进，宜改用温中益气运脾法以培本，理中汤加减。

党参30g　白术12g　干姜10g　黄芪30g　陈皮10g

病人自愿于本日回家休养治疗，一个月以后，余写信探问病人近况如何？病人回信说：自回家后，服上方15剂，饮食与精神倍增，并无其他不适，已恢复工作10余日矣。以后并几次托人向我与各位老师致谢。

〔**按语**〕本例症见面色苍黄少神、消瘦、气短、语言无力、大便稀溏，乃脾气虚衰之象。脾气之虚衰，由于肾阳不足，无以温煦脾土，又无以化膀胱之气。因膀胱之气不化，故小便短少；脾虚不能运化水湿，故腹胀足肿；水湿不行，影响气血流通，故腹壁青筋暴露。脾病累及于胃，故胃纳减少；湿浊上泛，故舌苔白滑。脉沉主病在里，又主有水，细主气衰。用制附片以温肾阳，干姜以温脾阳，苍术、白术、草豆蔻健脾除湿，厚朴、陈皮、大腹皮和脾行水，猪苓、茯苓以利小便，椒目专行水道。脾肾之阳旺，使膀胱之气能化，则水湿自有去路；使脾之健运复常，则湿邪无从再起。最后再用理中汤去甘草以防中满，配黄芪以温补脾气，加陈皮以运脾，意在使病人之正气强，而既退之邪不再起也。

痿痹门

五十八、苦坚滋营，治痿症法

〔原文〕手足软，不能坐立，是属痿也。痿症，《内经》历言五脏之热，髓枯骨软。治应苦坚滋营，今之医者，多作阳虚治之，痿症不愈，皆由是也。

虎潜丸

〔疏注〕手足软，不能坐立，究属何痿？案中虽未明言，然从症状及立法处方以分析，实属骨痿。《素问·痿论》说："有所远行劳倦，逢大热而渴，渴则阳气内伐，内伐则热舍于肾。肾者，水脏也。今水不胜火，则骨枯而髓虚，故足不任身，发为骨痿。"夫骨痿既由热舍于肾，水不胜火，以致骨枯髓虚，然则治以苦坚滋营之法，不亦宜乎？因用苦坚者，即《素问·脏气法时论》"肾欲坚，急食苦以坚之"；滋营者，即补脏之真气。治骨痿之法，舍此其谁？

〔方解〕此乃足少阴经之药。汪切庵《医方集解》说："黄柏、知母、熟地，所以壮肾水而滋阴；当归、芍药、牛膝，所以补肝虚而养血。牛膝又能引诸药下行以壮筋骨，盖肝肾同一治也。用龟板以补阴，用虎骨以健骨，锁阳益精壮阳，养筋润燥。然数者皆血药，故加陈皮以利气，加干姜以通阳。羊肉甘热属火而大补，亦以味补精，以形补形之义，使气血交通，阴阳相济也。"

〔按语〕汪氏解释虎潜丸之方义已详。叶氏用此方以治骨痿之证，可谓对证矣。不过本证既由于肾热所致，本方中已有陈皮之利气，而干姜一味，可斟酌去之。

黄疸门

五十九、用麻黄连轺赤小豆汤治身热发黄法

〔**原文**〕脉浮缓，身热不止，汗出，不为汗衰，此风湿郁表，瘀热为黄，拟麻黄连轺赤小豆汤。

麻黄　杏仁　生姜　连翘　生梓白皮　甘草　大枣　细赤豆

天雨水煎。

〔**疏注**〕本案症见脉浮缓，汗出，似桂枝汤证。然有发黄、身热不止、无恶风、头项强痛之症，故非桂枝汤证。本案症见汗出、身热不止，似白虎汤证。然有脉浮缓与发黄，而无烦渴，脉洪大之象，故非白虎汤证。因脉浮主表，脉缓主胃气，并主湿邪。桂枝汤证因属中风，营弱卫强，其脉必浮缓无力，所谓"阳浮而阴弱"是也。又因风为阳邪，干于肌肤而郁蒸，故翕翕发热；卫外体疏，故渐渐恶风；阴弱不能内守，阳强不能外固，故汗自出。本案风湿之脉虽浮缓，而脉气却少柔和。因湿脉自缓，得风以播之，则兼沉缓；风湿郁于肤表，故身热不止。汗虽出，热不为汗衰，因风湿之病，当微微似欲汗出，其邪乃去耳。白虎汤之证，因阳邪内盛，故发热、汗出、烦渴、脉洪大。因汗出腠理已疏，故时时恶风，或背微恶寒。本案乃风湿郁于肤表，故身热不止，郁热而为黄；内无大热，故汗虽出而口不渴。拟麻黄连轺赤小豆汤，一则散外表之风湿，一则清其瘀热。风湿散，瘀热清，身热发黄自然愈矣。

〔**方解**〕此乃足太阳、阳明、手太阴、少阴经之药。柯韵伯《伤寒附翼》说："夫皮肤之湿热不散，仍当发汗；而在里之瘀热不清，非桂枝所宜。必择味之酸苦，气之寒凉，而能调和营卫者，以凉中发表，此方所由制也。赤小豆酸以收心气，甘以泻心火，专走血分，通经络，行

津液，而利膀胱；生梓白皮寒能清肺热，苦以泻肺气，专走气分，清皮肤，理胸中，而散烦热。佐连翘、杏仁以泻心，麻黄、生姜以开表，甘草、大枣以和胃。潦水味薄，流而不止，故能降火而除湿。"

〔按语〕柯氏解释麻黄连轺赤小豆汤之方义已详，叶氏用之以治风湿郁表、瘀热为黄、身热不止、汗出不为汗衰等症，真合拍也。

六十、辛苦甘淡治身黄，左腰胁间痹痛法

〔原文〕徐，左脉数，舌白目黄，遍身发黄，左腰胁间痹痛，卧则气逆，或嗳气，或咳呛，则痛不可忍，湿热著于络中，气机阻遏不宣。况时邪一九日，正邪势方张之候，故攻病药饵，往往难投，轻药为稳。

豆卷　白蔻　通草　茵陈　米仁　杏仁　猪苓　泽泻

〔疏注〕脉数为有热，舌白为有湿。湿热交蒸，故目及遍身发黄；湿热著于络中，气机阻遏不宣，故左腰胁间痹痛，或嗳气，或咳呛，则痛不可忍。或问：湿热既著于络中，气机阻遏不宣，何以脉数与腰胁间痹痛俱呈现于左侧？余说：张锡纯《医学衷中参西录》曾说："肝之体居于右，而其气化之用，实先行于左，故肝脉见于左关。"此语乃本《素问·刺禁论》"肝生于左"之义以发挥者也。因肝藏血，络亦主血，湿热著于络中，气机阻遏不宣，故腰胁间之痹痛现于左侧；《素问·脉要精微论》"肝脉应于左关"，肝经之湿热盛，故数脉见于左手。至于时邪已九日，正邪势方张之候，攻病药饵，往往难投者，即《孙子十三篇》中所谓"勿击堂堂之阵"是也。轻药为稳者，即"轻可去实"之义也。不杂以血分药者，因病由湿热著于络中，气机阻遏不宣，若杂以调血之药，不惟于调气有妨，且更使湿热留连难去，此叶氏所以谓"轻药

为稳"。

〔**按语**〕原文"一九日"三字，廖本作"已九日"，可从。

〔**方解**〕此乃足太阳、手足太阴经之药。吴氏之三仁汤，即本此方加减而成。方中用豆卷甘平以除湿热，白蔻辛热以散滞气。通草气寒味淡，利湿退黄；杏仁苦温，泻肺热而降气。猪苓甘淡而苦以行水；泽泻甘淡微咸以利湿。药取轻者，因轻药能入肺，肺主一身之气，气化则湿化，气行则络中之湿热自散也。

中风门

六十一、清邪凉血治偏枯法

〔**原文**〕入冬天暖,阳气潜伏,质瘦脂亏,禀乎木火。血液既少,内风暗动,遂致眩晕麻痹,陡然仆倒。水不生木,肝阳横逆,络血流行右阻,谓之偏枯。忌用攻风逐痰。清邪凉血,渐致其和。交节不反,原可扶病延年。

犀角　羚羊角　郁金　元参　连翘心　橘红　鲜菖蒲　川贝母

〔**疏注**〕病人形瘦者,多属阴虚,而内火易动;体丰者,多属阳虚,而痰湿易生。今案中说"质瘦脂亏",岂非阴虚之体,而内火易动乎?观下文"禀乎木火"一语更可证明。既属阴虚之质,血液又少,当此冬主闭藏之时,阳气本当潜伏,然天应寒而反暖,人身之阳能不随天之阳气上冒欤?人身之阳气,其所以随天之阳气上冒者,因其人精血素亏,不能养肝,以致肝阳偏旺。加以入冬天暖失藏,两阳相合,其势益张,故内风暗动,夹阳上冒,遂致眩晕麻痹,陡然倒仆,甚至络血流行右阻,而成偏枯证也。当此之对,如用攻风之药,则阴益耗;如用逐痰之品,则正愈伤。故叶氏叮咛勿用,乃以清邪凉血之品,使渐致其和。清邪则肝火自平,凉血则内风自息。火平风息,阴足阳潜,诸症自然向愈,此乃治本之道也。案末"交节不反,原可扶病延年"一节,言春为阳气上升之时,易引肝风内动,如交此节不反,则扶病延年,自可预料矣。

〔**按语**〕原文方中无"生地"一味,廖本有"生地",可从。

〔**方解**〕此乃手足少阴、足厥阴经之药。犀角苦酸,羚羊角苦咸,同泻心肝之火;郁金辛苦,连翘心微寒,同清心经之热。生地甘苦微寒以凉血，元参苦咸微寒以滋阴。泻心，则火自平息，滋肾，则肝得所养。泻肝，则肝阳不致横逆；凉血，则内风不再鸱张。然阴虚而肝风内动者，难免不夹痰上冒。故再加鲜菖蒲之辛苦而温者以开窍，橘红之辛苦而温，川贝之辛苦微寒者以祛痰。此方用治精血衰耗，不能养肝，肝阳横逆，眩晕倒仆，络血流行右阻之偏枯证，真面面周到。

六十二、缓肝息风治中络，舌强肢软法

〔原文〕脉左大右濡，肝风震动，阳明脉空，舌强肢软，是属中络，议用缓肝息风。

连翘　丹参　元参　茯神　细生地　羚羊角

〔疏注〕"肺胃右降则阴生，肝脾左升则阳生。"今脉见左大者，知肝风震动，是由肝之左升太过使然；脉见右濡者，知阳明脉空，是由胃之右降失权所致。由此可见，古人说脉"大则病进"，"濡主阴虚"，真经验之谈也。夫阳夹内风上引，阴不上承，故舌强；胃阴虚衰，无以灌溉诸络，故肢软。所以然者，皆由肾阴虚，无以养肝，肝风得以震动之故。叶氏说"是属中络"者，言病在血，络主血故也。"议用缓肝息风"者，因养阴清热，使肝缓风息，肝之左升不过，风阳不再鼓动，则脉左大与舌强自愈。且胃不再被肝所乘，胃阴充足，胃之右降复常，则脉右濡与肢软亦愈，中络之证又有何患？

〔方解〕此乃手足少阴、足厥阴经之药。连翘苦寒以清火，羚羊苦咸以泻肝。茯神甘平补心，生地苦甘益肾。丹参苦平以凉血，元参苦咸以养阴。因肝为刚脏，泻肝则内风自息；因心"在窍为舌"，补心清火，则机窍自然灵活；因肾脉"夹舌本"，益肾则阴气自能上承。况肝得肾阴以涵养，肝风岂能再动，而舌强肢软中络之证，尚有不愈者乎？

六十三、壮水之主以制阳光治忽然眩厥、跌仆法

〔原文〕形瘦身长，禀乎木火。肝风内动，夹火上颠，忽然眩厥、跌仆。况阳举遗浊，阴分久虚，拟壮水之主以制阳光法。

　　　　天冬　大生地　大熟地　盐水炒川柏　麦冬

〔疏注〕案中"形瘦身长"，至"阴分久虚"一节，皆言肾水不能养肝之象。因阳举遗浊，阴分久虚，肾水不能养肝，此肝风内动，夹火上颠，忽然眩仆所由来也。采王冰"壮水之主以制阳光"法，即补肾水以养肝也。养肝者，养肝之体，与泻肝而理肝之用者不同。因前者为肾阴虚所引起，乃不足之证，故宜补肾水以养肝之体；后者为肝经实火所引起，乃有余之证，故宜泻肝以理肝之用。因证之虚实不同，故治法补泻各别。

〔方解〕此乃手足少阴经药，亦即《临证指南医案》人参固本丸去人参，加盐炒川柏也。生地黄甘苦微寒，泻火凉血；熟地黄甘而微温，补肾滋阴。再用二冬之甘苦微寒以益阴，盐柏之咸寒苦寒以补水。阴精足，肾水充，则肝得其养，自然无肝风内动，夹火上颠，忽然眩厥跌仆之患，此壮水所以能制阳光也。

痢疾门

六十四、宣通气血，治久痢、腹痛便脓法

〔原文〕里急后重，腹痛便脓，秘塞不爽，久延至冬，仍是肠滞不通，法当宣通气血。

紫菀　炒黑地榆　厚朴　制军　炒青皮　桔梗　炒黑楂肉　木香

〔疏注〕里急后重，腹痛便脓，秘塞不爽，医者皆知作痢疾以治之。若久延至冬，证仍如故，治以宣通气血，则非常人所能。夫痢之起因，由于夏秋之间，湿热蒸灼气血为黏腻，以致里急后重、腹痛便脓。故治痢之初起，一般用苦寒之品以攻积清夺，足可却病。若久延至冬，正邪俱已衰减，虽有里急腹痛、便脓等症，尚堪用攻积清夺之法耶？此芩、连、大黄所以必当慎用，而立法处方所以较难也。今叶氏治此证，既不以治初痢实证之法，施以大苦大寒，又不以治久痢虚证之法，施以补兼固涩，立法乃宣通气血，此即唐宗海《血证论》所谓"调血则便脓自愈，调气则后重自除"。

〔方解〕此乃手足太阴、足厥阴经之药。紫菀辛温，润肺下气；厚朴苦温，平胃调中。炒黑地榆，苦酸微寒，涩以止血；炒黑楂肉，酸甘微温，行气散瘀。青皮辛苦，破滞气兼以疏肝；制军苦寒，通积滞无伤元气。木香辛苦，疏理三焦；桔梗苦辛，宣通气血。以上数味，使气血宣通，肠中滞散，而里急后重、腹痛便脓之久痢自然渐愈。

消渴门

六十五、滋阴泻火治渴饮不解之鬲消法

〔原文〕渴饮不解,经谓之"鬲消",即上消证也。言必移热于肺,火刑金象。致病之由,操心太过,刻不宁静。当却尽思虑,遣怀于栽花种竹之间,庶几用药有效。

金石斛　生地　天冬　枣仁　人参　知母　柏子仁　元参　生甘草

〔疏注〕《素问·气厥论》说:"心移热于肺,传为鬲消。"骆龙吉《增补内经拾遗方论》说:"心经有热,移之于肺,久久传变,熏蒸鬲间,消渴而饮水也。"张隐庵说:"鬲消者,膈上之津液耗竭而为消渴也。"(《内经素问合纂》)鬲消之病,既有《素问》发明于前,又有骆氏、张氏阐述于后。今再经叶氏结合临床以探索致病之由,乃操心过度,刻不宁静所致。此语真发前人所未发。操心太过则心营必伤,心营伤则心火必旺。心火旺久之,肺被心火熏灼,津液被耗,此所以渴饮不解而成鬲消证也。《素问》虽未比拟若"心移寒于肺,肺消"证之严重,然亦非短期所能治愈。盖《难经》有"脏病难治"之语。脏病所以难治者,因较腑病深也。叶氏有见于此,故嘱病者当却尽思虑,庶几用药有效。

〔按语〕原文"必移热于肺",廖本作"心移热于肺",可从。

〔方解〕此乃手足少阴经之药。生地、天冬甘苦大寒,泻火补水;枣仁、柏仁甘酸滋润,养心宁神。人参甘苦微凉,生津止渴;知母辛苦寒滑,泻火滋阴。石斛甘平以益阴精,元参苦咸以补肾水。再加生甘草之甘平,泻心火而调诸药,则此方尽善矣。补水则肾水上济于心,火自不炎于上;泻火则心火下交于肾,热自不移于肺。养心则血生,滋阴则渴解。此方乃从《临证指南医案》补心丸化裁而成,去其温药,加入甘平苦寒之品,用治心移热于肺之鬲消证,真良方也!

失血门

六十六、益胃滋阴治夜热盗汗，嗽痰失血法

〔原文〕幼年久有遗精目疾，不耐劳烦，先后天未得充旺，秋季疟邪，再伤真阴。冬月夜热，嗽痰失血，不饥不食，盗汗伤阳，阳浮不藏，渐致胃口，皆久虚劳怯之象。此恙屏绝酒色怒烦，须安闲坐卧百日，必胃口渐旺，病可渐除。精生于谷食也。

北沙参　茯苓　女贞实　炒麦冬　苡仁　川石斛　芡实

〔疏注〕肾藏精，故遗精久则伤肾；肝开窍于目，故目疾久则伤肝。肝肾之阴伤，故不耐劳烦，因劳烦则阳气反张。脾为后天之本，肾为先天之本，幼年脾胃未强，故曰"先后天未得充旺"。加之秋季疟邪再伤真阴，至冬月将何以闭藏？在下之真阴失守，则在上之虚阳必浮。真阴失守，故夜热盗汗；虚阳上浮，故嗽痰失血。盖阴阳互根，不可偏失故也。脾主化，胃主纳，脾气虚，不能健运，故不知饥；胃阴虚，不能濡润，故不欲食。此病如不善自调养，徒赖医药无功；如用熟地滋填，胃纳必然更减。此叶氏所以有"须屏绝酒色怒烦"，以及"必胃口渐旺，病可渐除，'精生于谷食'"之语也。

〔按语〕原文"盗汗伤阳"，廖本作"盗汗伤阴"，可从。

〔方解〕此乃手太阴、足阳明、足三阴经之药。北沙参气寒味苦，以补肺阴；炒麦冬气平味甘，以润肺燥；女贞子甘苦，以滋肝益肾；川石斛甘淡，以益精强阴；芡实甘涩，能补脾肾；苡仁甘淡，能益脾胃；茯苓甘平，能补心脾。肺与肝肾得补，则阴精充足，而阳浮自藏；脾胃后天得补，则胃口必旺，而精生于谷食矣。

六十七、养阴补中止血治便后纯血法

〔原文〕便后纯血，食减力疲，脉左坚，是中年阴亏。

熟地　炒白芍　当归　柿饼炭　炙草

〔疏注〕《灵枢·百病始生》"阴络伤则血内溢，血内溢则后血"，此乃经之明文。《金匮要略》"下血，先便后血，此远血也，黄土汤主之"，此乃仲景之经验。今本案证见便后纯血，非所谓阴络伤与远血乎？因血统于脾，藏于肝。今脾陷肝郁，久而化热，热伤阴络，血为热所迫，故便后纯血；脾主四肢，脾虚不振，故现力疲；《灵枢·本输》"脾合胃"，脾络与胃相通，脾虚则影响于胃，故呈食减。脉现左坚者，因肝藏血，血属阴，今流血过多而伤阴，阴虚则血管失其柔和之象，肝脉应于左关，故左脉坚而搏指。不用黄土汤者，因黄土汤证乃由脾气虚寒，失其统御之权，血为之不守。故仲景用黄土温脾，合白术、附子，以复健行之气；阿胶、地黄、甘草，以益脱竭之血。又恐辛温之品，转为血病之害，故又以黄芩苦寒以防其太过，此用黄土汤之义也。本案之证，不唯脾虚，且有阴亏。如用白术、附子、黄土之温燥，则阴液益伤；如用黄芩之苦寒，则脾气愈陷。故用四物汤合芍药甘草汤，以益血养阴，补中止血。黄土汤为刚柔互用，此法乃用柔远刚。有是证，故立是法。由此观之，为医者岂可拘守成方以治病欤？

〔方解〕此乃手少阴、足太阴、厥阴经之药。四物汤中用当归、熟地甘温以补血，白芍酸寒以敛阴。不用川芎者，因病属阴虚，畏其辛散之故。又芍药配甘草，酸甘可以化阴。血足阴充，则左坚之脉自愈，而肝能藏血矣。况炙甘草甘平以补中，中气旺，则食减力疲自复，而脾能统血矣。又加柿饼之甘平性涩，烧成炭剂，使肠中有宿血者消之，无宿血者涩之，则便后纯血自止。

六十八、守阴治阴络受伤法

〔**原文**〕阴络受伤，下午黄昏为甚，非治痫通套可效，大旨以守阴为法。

熟地炭　建莲　茯苓　五味子　赤石脂　泽泻　阿胶

〔**疏注**〕《内经》说："阴络伤则血内溢，血内溢则后血。"观此，则知本案所说"阴络受伤"，乃血内溢而成便血之证。《素问·金匮真言论》又说："日中至黄昏，天之阳，阳中之阴也。"午后既属阳中之阴，然本案之证，下午黄昏为甚者，其为阴虚不守明矣。案中说"非治痫通套可效"，则知前医必有以清热燥湿、调气行血之法试治。然岂不畏苦寒化燥，温燥伤阴，辛香耗气，行血而使血更伤乎？今以守阴为法，真可谓对证治疗。

〔**方解**〕此乃足三阴经之药。熟地甘温补阴，阿胶甘平养血。五味子五味俱备，敛肺滋肾而补虚；赤石脂甘温酸涩，止血固下而益气；泽泻甘淡以利湿，茯苓甘平以益脾。再加建莲者，因建莲甘温而涩，能补脾涩肠。此方乃本"都气丸"之义所化裁，方中补中有涩，涩中有通，通与补涩合用，治阴络受伤之证，愈后始无遗患。且本案与前第六十七案之证同中有异，异中有同，读者宜两案合参可也。

六十九、平肝清热，止血消痰治咳甚呕血吐食法

〔**原文**〕李云生，咳甚，呕血，吐食，肝病犯胃，阳气升逆所致。

代赭石　新绛　茯苓　丹皮　旋覆　黑山栀

〔**疏注**〕肺藏气，又主肃降，今症见咳甚，知肺之肃降失权。"肝藏血"，肝所生病者呕逆，今见呕血之症，知肝气上逆。胃主纳食，胃气

主降，今见吐食之症，知肝病犯胃，胃不和降矣。肺气本从右而下降，肝气本从左而上升。今本案之证，乃肺之右降失权，肝之左升太过，两者兼而有之。医者，如不审其病之轻重、缓急，不先治肝，而反先治其肺，恐转瞬之间，血亡而人亦亡矣。故案末特提示"肝病犯胃，阳气升逆所致"一语，乃示人必急其所当急也。

〔方解〕此乃足厥阴经之药。代赭石苦寒，平肝降火；旋覆花咸温，下气消痰。新绛有行瘀敛血之长，山栀有清热止血之妙。茯苓甘平而淡，和胃健脾；丹皮辛甘微寒，泻火凉血。此方乃本《金匮要略》旋覆花汤加减而成。旋覆花汤乃仲景治"肝著"之方，今叶氏借此方加减以治肝病犯胃，阳气升逆致咳甚、呕血、吐食之症，恰合拍也。

七十、益肾泻肝，补脾润肺，止血消瘀治血出上窍法

〔原文〕问病起功名未遂，情志郁勃，人身之气左升右降，怒必木火暴升，肝胆横逆，肺反为木火乘侮，全无制木之权，呼吸病加，络血被气火扰动，亦令血出上窍。更加勤读苦攻，身静心动，君相何由以宁？春夏频发，地中气升，阳气应之。内起之病，关系脏真，情志安和，庶病可却。

丹皮　钩藤　金斛　白芍　苡仁　苏子　藕汁　真降香

〔疏注〕肝从左升，肺从右降，此言其常。倘左升太过，右降失权，则病矣。本案因情志郁勃，因而肝火上升，络血被气火扰动，遂血出上窍，此肝从左升太过之象。肺司呼吸，呼吸则病加，此肺从右降失权之象。况加勤读苦攻，身静心动，春夏频发，地中气升，阳气应之，岂不促使络血上溢乎？《灵枢·百病始生》说"阳络伤，则血外溢"即指此也。

〔**按语**〕原文"全无制木之权",廖本作"金无制木之权",可从。

〔**方解**〕此乃手足太阴、足少阴、厥阴经之药。丹皮辛寒,能泻伏火;钩藤甘苦,可镇肝风。白芍酸寒,能敛逆气;金斛甘淡,最益阴精。苏子辛温以开郁,苡仁甘淡而补脾。藕节涩平以散瘀,降香辛温以止血。泻肝则肝胆自不横逆,益阴则肺之肃降复权。止血则血不上溢,散瘀则络中无阻。此方面面兼顾,想必药到病除。

七十一、滋养少阴治嗽血法

〔**原文**〕胡朴庵,脉动于右,气热易升,阴不上承,能食不能充津液,入春嗽血不止。养少阴之阴,勿苦降碍胃。

  鸡子黄　阿胶　生地炒　柏叶炒黑　麦冬　茜草
  转方加天冬　抱木茯神

〔**疏注**〕动脉为阳,右手之脉属气,故脉动于右者,必气热易升。气热所以易升者,由阴不上承也。少阴先天有损,非旦夕所可滋长,是以虽能食不能充津液。阴,指少阴,少阴虚,人身之气热随天之阳气上升,扰动肺络,故入春嗽血不止。《素问·四气调神大论》说:"冬三月,此谓闭藏,水冰地坼,无扰乎阳。""逆之则伤肾,春为痿厥,奉生者少。"若夫本案之证非由冬三月,或因房劳伤肾,失其闭藏之职,入春则阳气上逆而何?治法养少阴之阴者,即治病必求其本之义;勿苦降碍胃者,因苦寒可以伤胃气也。果能如是,嗽血虽剧,焉能不止?

〔**方解**〕此乃手足少阴经之药。鸡子黄甘平以养阴,炒生地甘苦以补血。麦冬甘苦,清心润肺;阿胶甘平,滋肾养肝。茜草味酸气温,消瘀止血;柏叶气寒味苦,凉血补阴。转方再加天冬、茯神者,因天冬甘苦,能清心滋肾;茯神甘平,能补心安神。此方乃用《伤寒论》黄连阿胶汤加减而成。方中去黄芩、黄连、白芍者，因恐苦降以碍胃气。加入生地、天冬、麦冬、柏叶、茜草、茯神者，以其能凉血补阴，养心消瘀止血。由此观之，用古方者，尤当善于化裁，方乃古为今用也！

七十二、补脾胃治肺痿咳嗽，失血声哑法

〔原文〕吴江，陈，三十八，酒客脾胃自来不旺，大便不实，奔走劳动失血，乃形色之伤。止血理嗽，无非清滋，声音日哑，肺痿气馁，难治之证。

人参　茯苓　苡仁　炙草　白及　黄精

〔疏注〕本案从酒客与大便不实以分析，故知脾胃不旺；从奔走劳动失血以分析，故知形色之伤。因饮酒生湿，湿必伤脾；奔走劳动，必伤形体故也。止血理嗽，徒事清凉滋润之品，于中焦无补，是以肺痿气馁，而声音日哑。叶氏治以补脾胃者，因脾胃旺，则肺痿气馁自愈，本《素问·经脉别论》"脾气散精，上归于肺"之旨也。

〔方解〕此乃手足太阴经之药。人参甘凉，茯苓甘平，苡仁甘淡，炙草味甘而温，黄精味甘而平，此五味皆味甘以补脾，使"脾气散精，上归于肺"。再用白及之味苦而辛，性涩而收者，因白及能大补肺之虚损。本病肺痿、大便不实、失血音哑之症，偏重于治脾者，即缓则治本之义也。

七十三、滋养脏阴治失血咳嗽法

〔原文〕唯亭，十八，读书身静心劳，兼以夜坐，浮阳易升。年少虽未完姻，然情欲一萌，多致不自保惜。阴中龙雷，夹木中相火沸动，失血咳嗽，是脏阴不为宁谧。暂缓书卷，早眠晏起，百日中

勿加杂念扰乱，可以痊愈。若以草木希愈，非要领也。

知柏八味丸加五味子

〔**疏注**〕读书勤劳过度，兼以经常夜坐，是伤阴之本。阴伤，则浮阳易升。加以年少情欲一萌，未能保惜，则肾阴不固，肾阳偏亢。且水不养肝，则肝火上炎，血被热迫而妄行，是以失血咳嗽。倘庸医遇此，不过清火理肺止血而已，何以安静脏阴？孰知肾阴不固，肝肾之虚火终不潜藏，失血咳嗽，岂能愈乎？今用知柏八味丸加五味子，既能补肾水以养肝，又能壮水之主以制阳光，则诸病自然愈矣。然案末有"百日中勿加杂念扰乱"之语，亦不可等闲视之。否则虽常服药饵不止，于病何益？

〔**方解**〕此乃足少阴、厥阴经之药。汪讱庵《医方集解》释六味地黄丸方义说："熟地滋阴补肾，生血生精；山萸温肝逐风，涩精秘气。牡丹泻伏火，凉血退蒸；山药清虚热，补脾固肾。茯苓渗脾中湿热而通肾交心，泽泻泻膀胱水邪而聪耳明目。六经备治而功专肾肝，寒燥不偏而补兼气血。苟能常服，其功未易殚述也。"又说："本方加黄柏、知母，名知柏八味丸，治阴虚火动，骨痿髓枯，尺脉旺者宜之。"

〔**按语**〕汪氏解释知柏八味丸之方义已详。本案用知柏八味丸加五味子者，因五味子五味俱备，酸咸为多，能专敛肺气而滋肾水，与本方配合，以治本案肾阴不固，相火拂动，而成失血咳嗽证者，却能丝丝入扣。

遗精门

七十四、固阴和阳治冲年梦遗，茎举精出法

〔原文〕下利皆令伤阴，值冲年情念正萌，遂患梦遗，劳烦饥馁更甚。以精血有形，必从水谷入胃，资其生长也。诊脉数面亮，茎举则精出，溺后亦淋沥，是阴虚精窍不固，阳气下坠所致。议固下阴以和阳。

熟地　旱莲草　生龙骨　怀山药　杜芡实
萸肉　云茯苓　莲蕊须　金樱子膏

炼蜜为丸。

〔疏注〕凡冲幼之年，情念正萌，常患遗精者，一般治以清泻相火，苦以坚阴，使心肾相交，肾精自固，梦遗自止。若本案值冲年情念正萌，相火旺盛之时，有时梦遗，固所难免。然加以下利，则脾阴虚损明矣。脾阴虚，则不能为胃行其津液，水谷之精气无以转输、贮藏于肾，故劳烦饥馁，梦遗更甚。因劳烦则伤阴，饥馁则阴乏，阴虚而火更旺，梦遗焉得不甚？文中"以精血有形，必从水谷入胃，资其生长"等语，即精生于谷之意。再从症状言之，诊脉数面亮，乃阴虚真阳外露之兆；茎举则精出，为阴虚精窍不固之征；溺后淋沥，乃阳气下坠所致。阳气所以下坠者，因脾阴为下利而致虚，故脾阳亦因下利而下坠。兹不用一般清泻相火，苦以坚阴之法，乃议固下阴以和阳者，乃本《素问·生气通天论》"阴平阳秘，精神乃治"之旨也。

〔方解〕此乃足三阴经之药。熟地甘温，萸肉酸温，补肝益肾；山药甘平，芡实甘涩，固肾补脾。云苓乃利窍专长，龙骨为涩精要药。莲蕊须甘温而涩，清心通肾；旱莲草味甘而咸，补肾益精。金樱子味本酸

涩，熬膏者，因"熬膏则甘，全失涩味"之故。以上数味，补脾使食欲振，则精有源泉；养阴使阴液充，则肾精自守。清心者，因精之遗泄，皆听命于心；用涩药者，因精之过泄，宜涩以固脱。《叶氏医案存真》中说："涩固之药，必佐通滑以引导涩味。"本方治冲年梦遗，茎举精出等症，既用以上固涩之药，又用茯苓之通以利窍者，即此义也。

七十五、填补阴精治少年形瘦肌槁遗泄法

〔原文〕脉细，右濡左数，少年形瘦肌槁遗泄，是知识太早，致精血难充。脐左动气，食减易饥，阴伤于下，渐延中宫。沉阴恐妨胃，刚补恐劫阴。男子精伤补阴，参入柔剂温药，取坎中寓阳之意。

鹿角霜　龟腹板　白茯苓　枸杞子
柏子仁　炙甘草　沙蒺藜　炒黑远志

〔疏注〕脉细而数，乃阴虚之象。因肝肾阴虚，故细数之脉见于左，又因肝脉应于左关，肾脉应于左尺也。濡脉主阴虚，又主胃气不充。胃气不充，故濡脉见于右，又因胃脉应于右关也。形瘦肌槁，不应见于少年，其不应见而反见之者，因知识太早，情窦已开，欲念常萌，遗精时患，则肾失闭藏，无以养肝，故现脐左有动气，因"肝生于左"，肝之真气不藏，而发现于外之故。胃主纳，脾主化，脾强故易饥，胃弱故食减。然因胃弱纳少，亦影响脾无以为胃行其津液。脾胃俱病，饮食不营养肌肤，故形瘦肌槁。此阴伤于下，已渐延中宫。当此之时，如用阿胶、熟地之沉阴，宜于肾则妨于胃，服后恐食必更减；如用砂仁、半夏之刚燥，宜于胃则碍于肾，服后恐阴必更伤。立法欲求滋而不腻，温而不燥者，故只有填补阴精，参温药于柔剂。

〔方解〕此乃手足少阴、足太阴、厥阴经之药。鹿角霜甘温，补髓

生精；龟板甘平，滋阴益血；沙蒺藜苦温，以益肝肾；枸杞子甘平，以补肾精；远志苦辛而温，既补精又交心肾；茯苓甘温而淡，既利窍兼益脾阳。用辛甘清香之柏子仁，润肝肾又能舒脾；用味甘气温之炙甘草，补中宫兼和诸药。以上数味，益阴精不妨于胃，补脾胃不劫其阴。补任督则精液充，交心肾则遗泄止，仍不外《素问·阴阳应象大论》所谓"形不足者，温之以气；精不足者，补之以味"之旨也。

七十六、温养气血治形瘦食少，精薄易泄法

〔原文〕泰兴，三十七，精未生成，强泄，最难充旺，至今未有生育。视形瘦，问食少，精薄易泄，形脉不受刚猛阳药。议藉血肉有情，温养血气。

鹿鞭　羊内肾　淡苁蓉　锁阳

生菟丝子　牛膝　舶茴香　枸杞子　青盐

〔疏注〕精未生成，强泄，最难充旺，至今未有生育固宜。因瘦人多火，刚猛阳药，易伤阴精，故形瘦食少、精薄易泄者，不受刚猛阳药。今议藉血肉有情，温养血气，即"形不足者，温之以气；精不足者，补之以味"是也。

〔方解〕此乃足三阴经之药。鹿鞭、羊内肾甘热，能助阳益精；肉苁蓉甘酸咸温，能峻补精血，锁阳甘温，益精助阳；菟丝子甘辛，补肝益肾。枸杞子甘平，生精助阳；舶茴香辛热，暖肾开胃。青盐甘咸，以补养肾脏；牛膝苦酸，引诸药下行。以上诸味，刚柔兼备，阴阳双补，与纯用刚猛之阳药有别，故能温养血气。今以治形瘦食少，精薄易泄者，可谓中肯。

目疾门

七十七、凉肝滋液治目翳红赤法

〔**原文**〕形劳抑郁之伤，脉得左部弦劲，肝血胆汁已少，目翳红赤，治以凉肝滋液。

  稽豆皮 菊花炭 谷精草 淡天冬 枸杞子 生地黄

〔**疏注**〕"肝主筋"，形劳则伤筋，筋伤则肝亦伤。抑郁则肝气不疏，郁久而为热，热久则伤阴，加以形劳与抑郁相结合，岂不更使肝阴愈虚而肝火更旺乎？且肝脉应于左关，因肝阴虚，故脉见左部弦劲；肝在窍为目，因肝胆之火旺，故见目翳红赤。叶氏治以凉肝滋液：凉肝者，即泻肝之用；滋液者，即养肝之体也。

〔**方解**〕此乃足厥阴经之药。稽豆皮甘苦以除风，菊花炭甘苦以平木，即所谓泻肝之用；生地、天冬甘苦大寒，枸杞甘平，能补水滋液，即所谓养肝之体。加谷精草辛温轻浮者，取其入厥阴肝经以明目退翳，其功在菊花之上。阴足木平，则"肝得血而能视"，目翳红赤自愈矣。

七十八、补养肝肾，治目障失明法

〔**原文**〕男子七旬，下元脂液已少，阳气升腾，阴少承供，目恙先从左起，肝主左升也。血无内藏，阳上蒸迫，为障失明，显然水亏无以生木不足之证，焉用龙胆、黄柏泻火之理？倘苦寒伤胃，噬脐莫及。

  羯羊肝 谷精草 浙菊花 制首乌 夜明砂 廉珠粉 枸杞子

〔**疏注**〕人年四十，而阴气自半，起居遂衰。丈夫"七八肝气衰，筋不能动，天癸竭，精少，肾脏衰，形体皆极。"今何况七旬男子，下元脂液犹不少乎？因下元脂液已少，肾水无以养肝，是以肝阳从左升腾莫制，以致目眚先从左起，而为障失明。案末说："焉用龙胆、黄柏泻火之理？"便知前医已用此苦寒之品。龙胆、黄柏苦寒之品，用于壮年之人，有实火之证可也。若用于下元脂液已少之七旬男子，不虑苦寒伤胃，且伐生阳者乎？故叶氏特叮咛说："倘苦寒伤胃，噬脐莫及。"此语真为时医痛下一针砭也！《难经》说："损其肾者，益其精。"《叶氏医衡》引虞花溪言："如水亏者，阴虚也。则宜大补真阴，不可再伐阳气。"由此观之，叶氏治本案之证，禁用苦寒，而补养其肝肾者，有据也。

〔按语〕原文"焉用"，廖本作"焉有用"，可从。

〔方解〕此乃足少阴，厥阴经之药。羖羊肝苦温以补肝，谷精草辛温以退翳。夜明砂辛寒以活血，浙菊花甘苦以祛风。制首乌苦温，补肝养血；枸杞子甘平，滋肾清肝。再加廉珠粉甘咸而寒者，因入肝以泻热。补肝益肾则精血充，阳得阴恋，遂不升腾；祛风活血则翳障消，失明之目，可希渐愈，倘不养肝肾以从本治，徒用苦寒药以治标，于病何益？

附：验案一例

顾某，女，22 岁，成都中医学院学生。1966 年 1 月 22 日初诊。主诉：左侧下眼胞瞤动已三天。近三天以来，不明原因突现左下眼胞瞤动不止，不能食，口不干苦，二便与月经正常，舌苔薄黄、质红，左手脉浮弦而数，右手脉数。此为肝风内动，肝阳上升乘胃之候，治宜平肝息风健胃之法。

菊花 12g　钩藤 12g　石决明 24g　乌梅 10g　木瓜 10g　白芍药 12g　谷芽 12g　麦芽 12g　生甘草 3g

病人服上方2剂后，左下眼胞已不瞤动，食欲恢复如常，诸症痊愈。

〔**按语**〕本例症见左下眼胞瞤动、左手脉浮弦而数、舌苔黄、不能食，故知肝风内动，肝阳上升乘胃。因古人有眼胞属脾胃，肝脉应于左关，以及叶氏本案肝主左升之语。用石决明以平肝，用菊花、钩藤以平肝息风，用白芍以柔肝敛阴，用乌梅、木瓜以调和肝胃，用谷芽、麦芽健脾胃，用生甘草补脾胃，兼以缓肝之急，如此肝风平息，肝不得再上乘于胃，肝胃调和，故诸证即愈。本案列于此者，以证实叶氏"肝主左升"一语，具有指导临床意义。

内伤门

七十九、从虚损门，治寒热背冷，遇风嗽痰法

〔**原文**〕二十日来，以甘温益气养阴，治脾营胃卫后天，渐得知饥纳食。思疟痫致伤下焦，奇经八脉皆损，是以倏起寒热，背部畏冷，遇风必嗽痰。阳维脉无以维持护卫，卫疏则汗泄矣，从虚损门治。

人参　鹿角霜　沙蒺藜　补骨脂　茯神　鹿茸　枸杞炭　当归身

〔**疏注**〕患者二十日来，既服甘温益气养阴之药，渐得知饥纳食，可见已无表邪。云"疟痫致伤下焦"，可见患疟痫已久，而病已愈。表邪无，疟痫愈，何又见倏起寒热，背部畏冷，遇风嗽痰及汗泄耶？因督脉行身之背，总督诸阳。督脉阳虚，故背部畏冷；阳维，维络于身，与诸阳会，其为病在脉外。阳维不振，故倏起寒热。阳虚，卫外不固，故遇风嗽痰而汗泄。设庸医遇此，见倏起寒热，背部畏冷与汗泄，而作太阳经证论治；见遇风嗽痰，而作伤风论治。误施辛散，卫阳愈虚，其何以堪！孰知太阳之经证，全身皆恶寒，不独在于背；伤风之证，平时皆嗽痰，不必遇于风。果为是证，岂无舌白、脉浮之可凭乎？因叶氏于临证之际，未见此等舌苔、脉象，故案中不言，非故略也。后世医者，欲学叶氏治杂病虚损之长，于斯案不可不留意焉。

〔**方解**〕此乃奇经八脉之药。人参甘苦，入肺中而补元气；鹿茸甘温，入督脉而补阳虚。鹿角霜咸温，温中强肾；沙蒺藜苦温，补肾益肝。枸杞炭甘平以生精，当归身甘温以养血。骨脂辛温暖肾，茯神甘平补心。补气血，升督脉，滋肝肾，大补奇经之脉，阴阳皆顾，使阴平阳秘，精神乃治，尚患倏起寒热，背部畏冷，遇风嗽痰与汗泄耶？

八十、建中治咳逆经闭法

〔**原文**〕脉细，咳逆不得侧眠，肌消肉夺，经水已闭，食减便溏，久病损及三阴，渐至胃气欲败，药饵难挽。拟进建中法，冀得胃旺纳谷，庶几带病延年。

建中汤去姜

桂枝　炙甘草　大枣　芍药　胶饴

〔**疏注**〕脉细，乃气血俱衰之候。咳逆而见脉细，知非外感而为内伤已明。且症见肌消肉夺、食减便溏，岂非中虚乎？既属中虚，则咳逆不得侧眠，乃水谷之精气不能供养于肺；经水之闭，乃血之来源告匮。案中说："久病损及三阴，渐至胃气欲败，药饵难挽。"诚经验语也！拟进建中一法，即《难经》"损其脾者，调其饮食"之意。饮食增，脾胃旺，则肌消肉夺、便溏之患可瘳；《灵枢·营气》"谷入于胃，乃传之肺"，则咳逆之症自愈；血之来源不断，则经水自行。若徒见咳治肺，见经闭而通经，于病有何益哉？

〔**方解**〕此乃足太阴经之药。成无己《注解伤寒论》说："建中者，建脾也。《素问·脏气法时论》曰：'脾欲缓，急食甘以缓之'。胶饴、大枣、甘草之甘，以缓中也。辛、润散也。营卫不足，润而散之，桂枝、生姜之辛，以行营卫。酸，收也，泄也。正气虚弱，酸而收之，芍药之酸，以收正气。"

〔**按语**〕成氏于小建中汤方义，解释已详。叶氏用仲景小建中汤去生姜，治咳逆经闭，肌消食减等证亦当。去生姜者，因见脉细，久病已损及三阴，故不宜生姜之辛散。然以余管见，既证见食减便溏脉细，脾胃之阳气不足，方内之生姜，可换以炮姜，因炮姜辛苦大热而能温中也。否则，恐白芍酸寒，有伤胃气。

附：验案一例

薛某，男，59岁，成都军区后勤部干部。1980年10月1日初诊。主诉：咳嗽反复发作已几年。近几天来，咳嗽加剧，咳吐泡痰，胸满，饮食减少，口淡无味，形体消瘦，舌苔薄白，质淡红，脉缓无力，二便正常。此系中焦脾胃虚损夹痰饮所致，治宜建立中气，佐以祛痰之法，用小建中汤加味。

桂枝10g　炙甘草3g　白芍药15g　生姜4片　饴糖30g（蒸化冲服）　大枣10g　法夏10g　4剂

10月6日二诊：病人服上方后，咳嗽大减，痰已减少，胸满减轻，饮食增加，舌脉如前。原方再进4剂。

俟后探访病人，自诉胸已不满，饮食显著增加，咳嗽只偶尔发作一次。

〔**按语**〕本例之证，因脾胃虚弱，故现纳少、口淡无味、舌苔薄白、质淡、脉缓无力；因脾胃虚弱，饮食减少，无以长养肌肉，故现形体消瘦；因痰阻胸中，故现胸满与咳嗽。用小建中汤建立中气以治本，加入法夏祛痰以治标。此胸满乃痰阻胸中所致，与"太阳病，下之后，伤胸膈之阳"所引起之胸满不同，故不忌白芍药之酸收，宜加入法夏开郁降逆祛痰。因本例与叶氏前案之症状略有不同，故其处方亦因此而有小异。

八十一、从中焦治劳怯寒热咳呕法

〔**原文**〕寒热半年，少时色黄，气短欲呕，是内损营卫迭偏，劳怯重病。

人参　茯苓　黄芪　炙草　煨姜　南枣

〔疏注〕寒热已至半年，非外感风寒可知。果属外感风寒，则不仅恶寒发热无汗，且必一身骨节烦疼，而脉亦现浮紧。今既无此证此脉，乃已寒热半年，少时色黄，气短咳呕，岂非内损营卫迭偏之劳怯重病乎？因卫为阳，营为阴，阳虚故恶寒，阴虚故发热；卫属气，营属血，血虚故面黄，气虚故气短；肺胃有痰，故咳呕。医者，如不察病之新久虚实，一见寒热，便浪投发汗之剂，岂不促使劳怯之病重且危耶？仲景治太阳病，于尺脉迟者，以营气不足，血少之故，犹不可发汗。脉微弱者，以其无阳，亦不可发汗。何况内损营卫迭偏之劳怯重病乎？《灵枢·营卫生会》说："人受气于谷，谷入于胃，以传与肺，五脏六腑，皆以受气，其清者为营，浊者为卫。"叶氏于此证所以从中焦治者，乃本《灵枢》之旨也。

〔方解〕此乃足阳明、太阴经之药。人参甘苦，生津益气；茯苓甘平，补脾利痰。黄芪甘温，补中益气；煨姜辛苦，温胃祛痰。炙草甘温以补中焦，大枣甘温以调营卫。以上六味，皆能入脾胃而补后天，后天得补，胃纳食增，则水谷之精气行于经隧而为营气，水谷之悍气行于脉外而为卫气。营卫调和，则寒热咳呕、色黄气短诸症自愈。

八十二、温补肝肾治足跟筋骨痛，延及腰脊法

〔原文〕足跟筋骨痛，不能履地，渐至延及腰脊，向患遗精，此肝肾精血内耗，将成痿躄也。

生精羊肉　炒当归身　舶茴香　老生姜

〔疏注〕《素问·六节藏象论》："肾者主蛰，封藏之本，精之处也……其充在骨。""肝者罢极之本……其充在筋。"本案向患遗精，肝

肾精血内耗，不言可知。肾失所藏，无精以充于骨，外寒侵袭于肾经之络穴大钟处，故足跟骨痛不能履地；肝失所养，无血以充于筋，外寒既侵袭于骨，并侵袭于筋，故不但足跟痛，且连筋亦痛。若足跟筋骨虽痛，尚能履地者，则其证犹轻；若至不能履地，渐延及腰脊，即当早图医治。因腰为肾府，病已由浅及深，《灵枢·经脉》所谓"虚则腰痛"是也。如病延及腰脊，犹不尽力图治，恐肝肾精血内耗，将成痿躄，《灵枢》所谓"虚则痿躄"是也。由此可见，患此病者，不可不图之于早，医者亦不可不顾及未来之患。

〔方解〕此乃足厥阴、少阴经之药。《金匮要略·妇人产后病脉证治》说："产后腹中疗痛，当归生姜羊肉汤主之。并治腹中寒疝，虚劳不足。"陈修园《金匮要略浅注》说："当归养血而行血滞，生姜散寒而行气滞。又主以羊肉，味厚气温，补气而生血。俾气血得温，则邪自散而痛止矣。此方攻补兼施，故并治寒疝虚损。"

〔按语〕陈氏所解释当归生姜羊肉汤之方义已详。叶氏从《金匮要略》文中"虚劳不足"一语悟出，以为仲景既说此方能治虚劳不足，然则本案向患遗精，致肝肾精血内耗，非虚劳而何？故借用当归生姜羊肉汤，再加辛平之舶茴香，理气而散寒湿，则足跟筋骨痛，不能履地，渐延及腰脊之证，自霍然而愈。

八十三、填下治遗精咳嗽法

〔原文〕脉细，有遗症，是阴虚不主收纳，因冲气上激为咳嗽，肺药无益。今胃纲颇好，急宜填下。绝欲安养，尚可图愈。

　　　　熟地　杞子　建莲　茯苓　山药　芡实

〔疏注〕本案全文关键在于"脉细有遗症"一句，因细主气血俱衰及诸虚劳损之证。脉细有遗症,知为肾精亏损,所谓虚劳病也。且肾主闭藏,今肾阴既虚,闭藏失职,故病气逆;因"少阴脉,贯肾,络于肺",(《素问·热论》)故冲气上激而为咳嗽。用肺药无益者,因病之标虽在肺,而病之本却在肾。然此证何以必乘胃纳颇好而急宜填下乎?因填下之药多属滋腻,虽有益于肾,但必碍于胃,故乘此胃纳颇好,填下宜急。否则,如至胃纳已呆而始填下,则顾此失彼矣。

〔按语〕原文"胃纲",廖本作"胃纳",可从。

〔方解〕此足太阴、手足少阴经药也。熟地甘温、杞子甘平,为滋肾要药;茯苓甘温以补心脾;山药甘平、芡实甘涩、莲子甘温,既可补脾,又可涩精。此方用治阴虚不主收纳,因气冲上激而为咳嗽者,远胜肺药无益之方也。

八十四、填补真阴治脊背肩胛胀痛法

〔原文〕填补真阴,七八年来,每交春季,即脊背、肩脾胀痛,入夏更甚,冬夏乃瘥。凡春夏之时,天地大气发泄,至秋冬方始敛藏,脏真既少,升泄病来,督脉行身之背,至阴而及于阳。但内伤不复,未易见功。唯养静断欲,用药可希渐效。

鹿角霜　鹿角胶　熟地炭　菟丝饼　青盐　柏子仁

〔疏注〕"疟伤真阴"一句,为本案主脑,指出本案病因之所在。真阴者何?即肾阴也。今疟伤真阴,封藏者少,既无以养肝,又无以充于肾。故七八年来,每交春季,阳气上升之时,风阳内扰,即现脊背、肩胛胀痛。至冬乃瘥者,因冬主闭藏,阳气下沉,肾得天时之助,而真阴因以敛藏。自阴而及于阳者,因肾脏为阴,督脉为阳,背亦为阳。由肾阴伤,涉及督脉所行之背部,故谓"自阴而及于阳"。案末又说:"唯静养断欲，用药可希渐效。"以余观之，此病静养绝欲，固重于治疗；然绝欲尤重于静养。否则日日纵欲无节，虽日服填补真阴之剂不息，于病何益？

〔按语〕原本"肩脾"，廖本作"肩胛"，可从。

〔方解〕此乃足少阴与奇经之药。鹿角咸温，能入督脉，用霜则温燥减，用胶则滋补增。熟地甘温以补肾，炒为炭剂，则性无腻滞之弊。菟丝饼甘辛和平以益阴，青盐甘咸而寒，既补肾，并引诸药入肾。用柏子仁，取其辛甘而润，养心气，润肾燥，且香能舒脾。此方温而不燥，补而不滞。用治疟伤真阴，以致脊背肩胛胀痛之证，可以师法。

八十五、和阳复液治左股麻痹，神识忽爽忽迷法

〔原文〕血伤，骤加惊恐气郁，热升风旋，清神受蒙为厥。凡厥皆隶厥阴，今左股麻痹，忽爽忽迷，皆肝胆相火，内风未得宁静。病延数日，左脉小濡，热甚，津液暗伤，不宜纯与攻涤苦寒。经旨以肝为刚脏，与胃腑对待，柔缓濡润，阳和液复，可免痫症。

鲜生地　石菖蒲　柏子仁　阿胶　天冬　茯神

〔疏注〕肝藏血，血属阴。血伤则肝阴不足，肝阳必旺。况骤加惊恐气郁，惊则伤肝，恐则伤肾，肝肾俱病矣。气郁则肝气不疏，郁而为热，热则风阳上升，清神受蒙为厥矣。凡厥皆隶厥阴，厥者逆也，隶者属也。言气之上逆，皆属于厥阴肝经之病。风阳从左上升，乘于络，故令左股麻痹；风阳鼓动无常，故现忽爽忽迷；肝经血液不足，故呈左脉小濡。阴虚则火旺，若纯与攻涤苦寒之药以泻火，恐火未灭，而苦寒更化燥，故说"不宜纯与攻涤苦寒"。肝体阴用阳，内寄相火，故称刚脏。肺胃右降则阴生，肝脾左升则阳生。肝与胃，二者之气，一升一降之不

同,故说肝与胃腑对待。本案既属热甚,津液暗伤,热升风旋之证,自必用柔和濡缓之法,使阳和液复,则风痰不起,前免痫症之患。此与第五十一案之肝厥,虽同隶属于厥阴,然两者之病因、病机及症状之不同,故其立法、处方亦异。学者,当于此深究焉!

〔方解〕此乃足厥阴经之药。生地与天冬甘苦,滋阴养肝;柏子仁与茯神甘平,和阳复液。石菖蒲辛温以开窍,阿胶甘平以养肝。滋阴养肝,肝胆之火自平;和阳复液,内阿胶甘平以养肝。滋阴养肝,肝胆之火自平;和阳复液,内风自必宁静。且开窍则清神自爽,补肝则肝有所藏。虽由血伤,骤加惊恐气郁,以致热升风旋,清神受蒙为厥,左股麻痹,忽爽忽迷等症,又何患乎!

八十六、补阴配阳治夜分烦躁法

〔原文〕冬温失藏,稚年阴亏阳亢,三阴之阳当夜分升腾,烦躁,上热不宁,昼则安康人健,宜用六味、磁朱方法。

生六味加磁石　辰砂

〔疏注〕冬温失藏,即入冬天暖,阳不潜藏之意。加以稚年阴亏阳亢,于夜半阴阳交接之时,阴虚于下,无以济阳,两者不能相交,故三阴之阳,当夜半升腾,烦躁,上热不宁。昼则安康人健者,因昼为阳,阳盛则相安于阳分故也。倘医者,见烦躁不宁反施苦寒之剂以泻火,不更促使化燥伤阴耶?今主六味加磁朱方法,补阴配阳,交通心肾,真启人智慧不浅!

〔按语〕原文"生六味"之"生"字,余疑为手民之误,宜改"生"为"主",于义始通。

〔方解〕六味地黄丸之方义解释,见前第七十三案。今叶氏治本案之证，主六味地黄丸者，肝脾肾三脏兼补，补中有泻，相和相济，以奏补阴配阳之功。再加神曲丸中之磁石辛咸入肾，镇养真阴；辰砂甘凉入心，镇养心血。二者合用，能交通心肾。不用神曲者，恐神曲辛能耗气伤阴。真阴补，心肾交，阳气得以潜伏，尚虑三阴之阳，当夜半升腾，烦躁上热不宁之证不愈哉？

八十七、温阳行水治腹鸣濯濯之涌水法

〔原文〕腹中如有水状，行则腹鸣濯濯。经言"肺移寒于肾"，水气客于大肠，如囊裹浆，按之不坚，属火衰阳虚，不得转输于膀胱，谓之"涌水"。

　　人参　附子　茯苓　白术　干姜　炙草

〔疏注〕《素问·气厥论》说："肺移寒于肾，为涌水。"王冰注《补注内经素问·气厥论》注解说："夫肺寒入肾，肾气有余。肾气有余，则上奔于肺，故云涌水也。大肠为肺之腑，然肺肾俱为寒薄，上下皆无所之，故水气客于大肠也。肾受凝寒，不能化液，大肠积水而不流通，故其疾行则肠鸣濯濯有声，如囊裹浆而为水病也。"骆龙吉《增补内经拾遗方论》说："涌与湧同，非以其水上溢乎？""涌水"之证，古人既发明于前，今再经叶氏进一步指出"属火衰阳虚，不得转输于膀胱，谓之涌水"。此论真启发后学不浅。命门之火如不虚衰，肺虽有寒邪，焉能移之于肾？脾胃之阳如不虚衰，则"饮入于胃，游溢精气，上输于脾，脾气散精，上归于肺，通调水道，下输膀胱"矣，又焉能患"涌水"之证？唯其肾中之命门火衰是以肺移寒于肾，因"少阴脉贯肾、络于肺"故也。又因命门火衰，不能熏蒸脾胃，故导致脾胃阳虚。因此，入胃之饮，精气不能上输于脾，脾不能散精归肺，肺无以通调水道，下输膀

胱，水气遂客于大肠而成本证，因肺合大肠故也。医者，如徒用药以行大肠之水，则水势不去；如徒用药以散肺经之寒，则寒邪不除。今用理中丸加味，温脾肾之阳，兼以行水，是犹日出则冰消冻解，诸症岂有不愈？

〔方解〕此乃足太阳、少阴经之药。成无己《注解伤寒论》释理中丸方义说："脾欲缓，急食甘以缓之，用甘补之，人参、白术、甘草之甘，以缓脾气调中；寒淫所胜，平以辛热，干姜之辛，以温胃散寒。"

〔按语〕此方即理中丸加附子、茯苓。理中丸方义，成氏本《素问》之旨解释甚确。叶氏用此方加附子者，以其辛热，能补命门之火，使脾肾之阳旺，则胃阳布，脾阳温，肺寒散，则肺不再移寒于肾。再加茯苓者，以其味甘淡，能从膀胱导水邪以外出，水气遂不得久客于大肠。涌水之证，又何患乎？

附：验案一例

黄某，女，44岁，成都市西南机电一级站职工。1965年8月28日初诊。主诉：腹胀腹鸣已数月。近几月以来，每现上腹部胀满，则面目浮肿、腹鸣如囊裹浆之状，面色㿠白，精神倦怠，纳少，小便清白、量少，大便正常，舌苔白、质淡，脉沉细。此乃火衰阳虚，不得转输于膀胱，而成涌水之证。仍宗叶氏本案温阳行水之法以治，用理中汤加味。

生泡参15g　白术10g　制附片12g　云茯苓12g　干姜10g　炙甘草3g

8月30日二诊：病人服上方2剂后，自觉腹胀减轻，腹已不鸣，小便增多，面肿略消，食欲增加，舌苔白、质淡，脉缓乏力。原方续进2剂。

俟后探访病人，自诉服前方以后，诸症痊愈，身体康复如初。

〔按语〕本例症见上腹部胀满、面色㿠白，精神倦怠，舌苔白，质淡，脉沉细，均系命门火衰，导致脾胃阳虚之象。因脾胃阳虚，故食欲不振而纳少；因火衰阳虚，不得转输于膀胱，故现小便量少；因小便少而大肠积水，不得流通，故腹鸣如囊裹浆；水湿无以排泄，必从上泛，故面目浮肿。用理中汤之生泡参、白术、干姜、甘草以扶脾阳，加制附片以温肾阳，再加云茯苓以利小便，肾阳温，脾胃暖，水邪去，故诸症即痊愈。

八十八、调和脾胃治形寒战栗法

〔原文〕三益号，劳倦吸入冷气，营卫不行，则形寒战栗。今中焦未醒，宜和脾胃。

当归　白芍　桂枝　炙草　大枣　煨姜

〔疏注〕人受气于谷，谷入于胃，以传于肺，五脏六腑皆以受气。其清者为营，浊者为卫。又《叶氏医案存真》中说："脾主营，胃主卫。"由此可见，营卫之行，与脾胃之调和关系最为密切。今本案之病，由于劳倦吸入冷气，必伤脾胃。脾胃伤，则营卫不行，此形寒战栗所由生也。案末说："中焦未醒，宜和脾胃。"真经验语！倘医者不详察其病因，见形寒战栗，即漫施发汗之药，孰知无头痛身疼与脉阴阳俱紧，误作伤寒以治，汗愈出，而营卫愈虚，坐使亡阳莫救，岂非杀人不以刃乎？所以医生于临诊时，辨证不可不详。

〔方解〕此乃足太阳、阳明、太阴经之药。汪讱庵《医方集解》说："桂枝辛甘发散为阳，用芍药之酸收，甘草之甘平，不令走泄阴气也。姜，辛温能散；枣，甘温能和。此不专于发散，又以行脾之津液而和营卫者也。"

〔**按语**〕汪氏所释桂枝汤方义已详。本案用仲景桂枝汤，以煨姜易生姜者，因证非中风，故不须生姜之辛散；病由劳倦吸入冷气所致，故用煨姜之辛苦大热，温胃守中。再加当归之辛甘苦温者，以补营血。服此方，使中焦暖，营卫和，形寒战栗之证，岂不愈耶？《素问·至真要大论》："寒者热之……劳者温之。"此方之意，真合乎经旨矣。

八十九、补阴配阳治喉干舌燥欲咳法

〔**原文**〕脉虚数，喉干舌燥欲咳，乃阴虚于下，燥烁于上，非客病也。

生地　熟地　天冬　麦冬　扁豆

〔**疏注**〕阴虚于下，故脉见虚数；燥烁于上，故见喉干舌燥欲咳。因足少阴之脉循喉咙，夹舌本。今肾之真阴虚衰，虚火上炽，故脉虚数而喉干舌燥；因足少阴之脉从肾上贯肝鬲入肺中。今虚火上炽以灼肺，故欲咳。既云非客病，则苦寒之药宜忌。因恐苦寒化燥，更伤真阴，以致阳愈浮躁。故用补阴配阳之法，则刚为柔克，虚火降而阳归乎阴矣。王太仆说："壮水之主以制阳光。"本案治法，正合此语。

〔**方解**〕此乃手太阴、手足少阴经之药。熟地甘温补阴，生地甘寒凉血。天门冬甘苦，泻肺火而补肾阴；麦门冬甘平，润肺燥而清心热。肾阴得补，则真阴不虚于下。心肺火清，则燥热不烁于上。再用甘温之扁豆，调脾暖胃，通利三焦。则方内之二地、二冬，虽补而不得于胃矣。此用于阴虚于下，燥烁于上，脉虚数，喉干舌燥欲咳之证，诚有益无弊也。

九十、从中焦治气冲失血，寐欲遗精法

〔**原文**〕脉细软涩，气冲失血，寐欲遗精。今纳谷不运，神思日倦，缘操持太过，上下失交，当治中焦，心脾之营自旺，诸症可冀渐复。偏寒偏热，都是斫丧真元。

人参　归身　於术　广皮　枣仁　茯神　白芍　炙草

〔**疏注**〕脉细软涩，纳谷不运，神思日倦，即心脾之营虚。气冲失血，寐欲遗精，即上下失交之象。上下者，心与肾也。何以上下失交，必取中焦以治乎？因操持太过，则心脾之营亏损。心营损，则心阳上亢，不能下交于肾，故上窍失血；脾营损，则肾精不生，无以上济于心，故寐欲遗精。从中焦治，使中气振，不但心营旺，而脾营亦旺，肾精自然充盛，上下必不失交矣。叶氏《临证指南医案》中说："必纳谷资生，脾胃后天得振，始望精生于谷食。"本案从中焦治者，即是此意。

〔**按语**〕本院李斯炽院长说："从脉证看，本案属心肾营虚，水火不能既济。实则病因由于操持太过，思虑伤脾。脾虚则纳谷不运，中焦不能受气取汁，故神思日倦。治病必求其本，故治中焦。"以上一段，对读者大有补益，故特附于此，以资参考。

〔**方解**〕此乃足太阴、手少阴经之药。人参甘苦微凉，大补元气；当归辛苦甘温，能补心血。於术苦温，炙草甘温，同血药用，有补阴血之功；枣仁甘酸，茯神甘温，二味合用，有补心神之妙。广皮辛苦，和中健脾；白芍苦酸，敛阴和血。心脾营补，纳谷能运，则神思日倦自愈；中焦既治，上下相交，则失血遗精自除。诸药不寒不热，自无伤害真元之弊矣。

九十一、温肾凉肝治头晕耳鸣,足力痿软法

〔**原文**〕上年起病,食物不甘美,头晕耳鸣,足力痿软。年周甲子,向老日衰,下元元气渐漓,水乏生木之司,液少则肝木内风鼓动,木乘胃土,必食无味;风阳上颠攻窍,上实下虚。医为肾虚,莫地填阴,原不为过,但肾水内寓真火宜温,肝木相火宜凉。凡益肾取乎温养,必佐凉肝以监制,方无偏党。是症倘加暴怒烦劳,必有卒中之累。戒酒肉浊味,上气肃清,填下无痰火阻碍,清闲怡悦,五志气火不燃。内起之病,关系脏真,不徒求治于药也。

　　熟地　石斛　沙蒺藜　巴戟肉　肉苁蓉
　　天冬　菊炭　炒白芍　怀牛膝　线鱼胶

蜜丸,打入青盐四两。

〔**疏注**〕本案论述,须作三段读。从"上年起病"至"上实下虚"止,为第一段。前四句言其症状,以下皆言病因与病理,阐述上实下虚之所以然。从"医谓肾虚"起,至"方无偏党"止,为第二段。此言治法,即言益肾取乎温养,必佐凉肝以监制,为治本案一定之法则。从"是症倘加暴怒烦劳"起,至末句止,为第三段。此言病人之禁忌与饮食起居之宜慎,于辅助治疗大有补益,否则预后不良。总观三段,为叶案中不可多见之作,读之益人知识不浅。愿医生与病者,均勿忽视,可也!

〔**按语**〕原文"医为肾虚",廖本作"医谓肾虚",可从。

〔**方解**〕此乃足少阴、厥阴经之药。熟地甘温滋肾,石斛甘淡强阴。天门冬甘苦大寒,滋肾润燥;菊花炭味甘而苦,平肝息风。巴戟天辛甘微温,益肾脏阴精;肉苁蓉甘酸咸温,补命门相火。沙蒺藜苦温以补肾,炒白芍酸寒以泻肝。怀牛膝苦酸,强筋壮骨;线鱼胶咸平,补肾固精。

加入青盐甘咸，补肾泻热；白蜜甘凉，润燥和中。久病须宜缓图，故蜜丸以治之；酒肉生痰助湿，故口腹宜戒。此方温肾无助火之弊，凉肝无败胃之虞，用治上实下虚、头晕耳鸣、足力痿软等症，可谓周且善矣。

九十二、补下镇纳收敛治耳鸣法

〔**原文**〕里真气衰，不能贯通外膜，至声若甕中，而蛙鸣蚊震之声不绝。前之流脓水，时令湿热气加也。今议补下镇纳收敛方法。

龟胶　磁石　牛膝　牡蛎　远志　菖蒲　淡菜

胶同蜜丸。

〔**疏注**〕喻嘉言《寓意草》说："阴气走下窍，而上入于阳位，则有窒塞耳鸣之候。"今本案说："里真气衰，不能贯通外膜，致声若甕中，而现蛙鸣蚊震之声不绝。"所谓"里真"者，即肾之真气也。因肾"在窍为耳"，肾气衰，不能上达贯通外膜，是以阴气乘虚，至于上窍，亦隔一膜，不能超出窍外，止于窍中，如蛙鸣蚊震之声不绝也。

《医经精义》："凡声音者，是击动空气前成也。耳之辨音，亦以耳窍内之气为外空气击动，故声传入耳。"由此可见，所谓耳窍内之气者，即本案所谓"里真"之气。里真气衰，外界之空气无以击动，声不能传于耳，故只闻阴气上逆之蛙鸣蚊震声也。案中"前之流脓水，时令湿热气加也"二句，乃指前第五案"风热上搏清窍为蒙，湿热蒸为脓水"之证而言。今既无时令湿热之气交加，故不必议清扬肃上，须议补下镇纳收敛之法，方为正治。因补下则肾气充，自能贯通外膜；镇纳收敛，则浊阴下降，不复上触阳窍。然后耳之于声，亦犹空谷受响，万籁之音皆闻矣。尚复有蛙鸣蚊震之声耶？

〔**方解**〕此乃手足少阴经之药。龟胶咸寒以益肾阴，淡菜甘寒以补精血。磁石辛寒质重，能降浊气而益精；牛膝苦酸性平，能收阴气而补肾。远志辛苦，能补心肾，使耳复聪；菖蒲辛温，芳香开发，最能通窍。牡蛎咸平以滋水，蜂蜜甘平以和中。凡药味"酸咸无升，辛甘无降"。(《本草备要》) 兹辛、甘、酸、咸并用者，因辛甘为阳，"阳气出上窍"，故用辛甘之药以上入阳位，则清阳上升，而清窍空灵矣。因酸咸为阴，"阴味出下窍"，故用酸咸之药以下入阴位，则浊阴下降，耳不复鸣矣。叶氏立此方，真可谓思之熟而虑之周！

九十三、用加味温胆汤治口中吞酸作苦，食物无味法

〔原文〕胃弱，肝气不和，口中吞酸作苦，食物无味，拟加味温胆汤法。

温胆汤加人参　石斛

〔疏注〕胃弱，故食物无味，因胃主纳故也。肝气不和，故口中吞酸作苦，因肝"在味为酸"，胆热则口苦，且"肝合胆"故也。进加味温胆汤以调和肝胃，肝胃调和，诸病自愈。

〔方解〕此乃足阳明、少阳经之药。温胆汤中用半夏辛温以利痰，陈皮苦温以导滞。茯苓甘温淡渗以利水湿，枳实苦酸微寒以利胸膈。竹茹甘寒，治上焦烦热；甘草甘平，使诸药调和。此温胆汤，本足以调和肝胃，再加人参、石斛者。因见胃弱、食物无味，故再以人参之甘凉与石斛之甘平以补胃，胃强而肝气调和，尚有口中吞酸作苦、食物无味之患耶？

九十四、用甘佐酸味治头眩耳鸣心忪法

〔原文〕茹素，胃弱，向系肝阳热炽，今微眩耳鸣心忪，议甘以

养胃缓热,少佐酸味。

　　　酸枣仁　柏子仁　炙甘草　鲜白藕汁　荑肉炭
　　　大麦冬　云茯神　甜细真北沙参　生地

〔**疏注**〕前案系胃弱,肝气不和,故现口中吞酸作苦、食物无味;本案因茹素,胃弱,向系肝阳热炽,故现微眩耳鸣心怔。因肝阳热炽未清,内风上扰清空,是以头眩耳鸣;热伤心阴,是以心怔。议甘以养胃缓热,少佐酸味者,即《素问》所谓"肝苦急,急食甘以缓之……酸写之"是也。前案为肝气不和,此为肝阳热炽,一主调和,一主养敛,此二者之不同。反之,如肝阳热炽,内风上旋,而用前案之加味温胆汤,恐陈皮、半夏之温不唯无益,反助其威,此所以必议甘以养胃缓热,少佐酸味也。

〔**方解**〕此乃足阳明、手少阴、足厥阴经之药。沙参、麦冬甘苦,养胃生津;生地、藕汁甘寒,清热凉血。枣仁、荑肉,味酸而敛肝益血;柏仁、茯神,味甘而宁神养心。再加炙草以补中,则肝热得缓,而胃弱肝阳热炽所致头眩耳鸣心怔之证自然愈矣。

九十五、宣脾阳治脘痞溏泄法

〔**原文**〕述胸脘胀痞,不饥不食,大便溏滑,已有五年矣。夫胸中清气转旋,清阳失运,浊气凝聚为患,水谷气蒸之湿,湿胜遂成五泄。阳气日微,宣脾阳,可使气机之道,气行湿自去耳。

　　　生白术　益智仁　真茅术　厚朴　茯苓　广木香　新会皮　革薢

〔**疏注**〕胸脘胀痞,大便溏滑,似生姜泻心汤证。然生姜泻心汤证乃心下痞硬而不连及于胸。本证之痞胀,不仅在心下胃脘,且牵连胸部。生姜泻心汤证乃干噫食臭,胁下有水气,腹中雷鸣下利。本证不饥不食，非干噫食臭之可比；大便溏滑，又非胁下有水气，腹中雷鸣下利之所同，故非生姜泻心汤证也。又据胸脘胀痞，不饥不食，似半苓汤证（《温病条辨·中焦篇》）。然半苓汤证，虽有痞结胸满，不饥不食，而无大便溏滑。本证有大便溏滑，故非半苓汤证也。案中"夫胸中乃清气转旋，清阳失运，浊气凝聚为患"一节，即释胸脘胀痞、不饥不食之所由来。此即"浊气在上，则生䐜胀"是也。案中"水谷气蒸之湿，湿胜遂成五泄"一节，即释大便溏滑，已有五年之所由生。此即所谓"湿胜则濡泄"，"脾气衰则鹜溏"是也。《难经》分泄凡有五，即胃、脾、大肠、小肠、大瘕等泄。"胃泄者，饮食不化，色黄。脾泄者，腹胀满泄注，食即呕吐逆。"由此可见，本案之证，其类五泄中之脾泄欤！叶氏以其阳气日微，乃宣脾阳以使气机之运，真探本求源之治。因气机运，则胸中之清气旋转，脾之健运复权，诸症自勿缠绵难愈。倘误施以生姜泻心汤及半苓汤等方，辛温与苦寒并用，其如阳气日微何？

〔**按语**〕原本"可使气机之道"，廖本作"可使气机之运"，可从。

〔**方解**〕此乃足太阴经之药。白术与茅术苦温，补脾燥湿；木香与陈皮辛苦，行气调中。荜茇辛热，温中祛痰；益智辛热，燥脾开结。茯苓甘温而淡，益脾阳又能利窍除湿；厚朴苦辛而温，散湿满兼能行气调中。此方即平胃散去甘草，加白术、茯苓、益智仁、荜茇、广木香而成。用治脾湿太过，阳气日微，有胸脘胀痞、不饥不食等症，具有宣脾阳、转运气机之效也。

妇人门

九十六、调气宽中,治产后脘中痞胀法

〔原文〕产后下虚,血病为多。今脘中痞胀,减食不适,全是气分之病。但调气宽中,勿犯下焦为稳。

　　　生香附汁　苏梗　神曲　豆蔻　桔梗　茯苓

〔疏注〕一般医者,见产妇之病,未有不认为血虚,而作血虚论治者。孰知产后亦有气分病乎?本案说"脘中痞胀,减食不适",乃气分病也。以上之证,倘医者固执己见,不以辨证为务,漫施当归、熟地之类以补血,必妨碍胃气,胸中痞胀,其何以堪!而食减不适,岂不增剧?

苟先以调气宽中之法,使脘中之痞胀消,则胃纳必增,胃纳增则"中焦受气取汁,变化而赤,是谓血"矣。否则徒补其虚,又何益之有?至于案末"勿犯下焦为稳"一句,与《伤寒论》"热入血室,无犯胃气及上二焦"之义相类似。不过彼言病在血分,不可妄治气分,病在下焦,不可犯及中上二焦。此言病在气分,不可妄治血分,病在中焦,不可犯及下焦为异耳。由此观之,医者于临诊之际,岂可不细辨其病之在气在血,与在三焦何部,即混投药物以施治欤?

〔方解〕此乃足阳明、手足太阴经之药。香附性平气香,用生者,能上行胸膈,外达皮肤;紫苏气温味辛,用苏梗者,则下气稍缓,虚人勿忌。豆蔻辛热,暖胃健脾;神曲辛甘,开胃行气。茯苓甘平淡渗,利湿健脾;桔梗苦辛而平,开胸利膈。以上数味,不外辛、香、甘、苦,调气宽中,使胸膈之气机升降自如,则脘中自豁然爽矣。

九十七、甘温佐咸寒治恶心不食，冷汗烦躁法

〔**原文**〕浊气上逆，恶心不食，冷汗烦躁，最防暴脱，不可但执恶露滞满，而专泄气攻血。

人参　淡干姜　淡附子　泽泻

冲入童便。

〔**疏注**〕本案有恶心不食，即浊气上逆之征；冷汗烦躁，乃阴阳离决之象。产妇恶露滞满，治以泄气攻血，乃正法也。然值此阴阳将离之时，固脱犹恐不及，尚堪泄气攻血乎？因泄气则伤阳，攻血则伤阴。将欲离决之阴阳，如再遭药物之攻伐，不立见暴脱而亡者，未之有也。今叶氏眼明手快，舍恶露滞满而不治，乃着眼于冷汗烦躁之证，立甘温佐咸寒之法，师仲景白通加猪胆汁汤方之义，以防暴脱为主，真乃救人之心切！

〔**方解**〕此乃手太阴、足少阴经之药。人参甘苦微寒，大补元气；附子辛甘大热，能回元阳。干姜辛温以逐寒，泽泻甘淡以利湿。冲入童便者，取童便咸寒补阴，又能引阳药达于至阴而通之，即《素问·至真要大论》所谓"反佐以取之"是也。阳气回，元气复，则暴脱可防，而冷汗烦躁自止；寒邪散，水湿去，则浊气必降，而恶心与不食自除。甘温药中，反佐咸寒以滋阴，则阴复阳回，阴阳自无离决之患，服药后亦无格拒之虞矣。

九十八、调理气血，治少腹瘕聚法

〔**原文**〕少腹瘕聚，从左上升，每月事将至，经络腹胁先痛。自述嗔怒病加，病在肝俞。血海由气逆血滞，故年逾三旬，未得孕育，下焦时冷，治当理气血以调经。若缕治病样，未免太拙！

当归　川芎　川楝子　麝香　香附　桃仁　楂肉
葱白　延胡索　小茴　韭白　木香　吴茱萸

水泛丸,益母草汤送。

〔疏注〕案中说"少腹瘕聚",则少腹必有无形之气,痛时则有,不痛时则散。然瘕聚之在少腹,何故又从左上升?因"肝生于左",即言肝之脏气从左而出于外,此言肝之用,非言肝之体也。且少腹为肝之经络所过之地,今病由肝郁不疏,致肝经气血阻滞,故瘕聚呈于少腹;病由嗔怒,肝气上逆,故瘕聚从左上升。夫血固随气行,然气亦可随血阻。兹因肝气不疏,血不能随气行而受阻,故每月事将至之时,经络腹胁先痛;又因血分受阻,以致气不畅行,无以温煦下焦,故下焦时冷,年逾三旬无孕。案末"理气血"三字,为治此病之关键。因行气则肝自条达,少腹瘕聚自散;活血则经血调和,血海自然无阻,他日未必无孕育之望耶?

〔方解〕此乃足厥阴经之药。当归甘温和血,川芎辛温补肝。桃仁苦平微甘,泄血滞而缓肝气;山楂酸甘咸温,消积滞而散瘀血。木香辛苦,疏肝和脾;香附辛香,调气解郁。麝香辛温香窜,开经络而通诸窍;葱白辛温宣散,通阳气而活血脉。延胡辛苦,和血利气;吴茱萸辛热,疏肝燥脾。川楝苦寒,入肝以舒筋;韭白辛温,助阳以散瘀。益母草辛苦,去瘀生新;小茴香辛平,理气开胃。方中多用辛温气香之药者,因理气血,非辛温气香之品,无以入经络而散滞气;多用肝经之药者,因少腹瘕聚,系由肝气不疏所致;佐以苦寒者,因嗔怒病加,故佐苦寒以抑肝。此方与通窍活血汤之义同,惟多肝药与香药而已。药味虽多而不杂,真乃有制之师!

九十九、育阴潜阳，治腰酸跗麻法

〔原文〕孕育已十一胎，未到七七，天癸已绝。八脉不司约束，脊腰酸痛，足跗骨中麻痹，间有带淋畏热，此属阴虚，虎潜法治之。

熟地　龟板　虎骨胶　知母　当归　白芍　黄柏　牛膝

〔疏注〕《素问·上古天真论》："（女子）七七任脉虚，太冲脉衰少，天癸竭，地道不通，故形坏而无子也。"今患者孕育已十一胎，先天受损，不言可知。未到七七，天癸已绝，其为多产导致先天受损，冲任脉虚衰也明矣。冲任乃奇经八脉中之二脉也，冲任脉虚，地道不通，故天癸早绝；八脉不司约束，故脊腰酸痛、足跗骨中麻痹；阴虚则火旺，故畏热。兹用虎潜法以育阴潜阳，兼通冲任二脉，诸症自然渐愈。

〔方解〕前第五十八案汪讱庵对虎潜丸所释之方义。叶氏用此方治本案之证，去干姜、陈皮、锁阳、羯羊肉者，因病属阴虚，恐辛热之品再耗真阴。此方滋肾水，补血海，通任脉，使八脉能司约束，则脊腰酸痛自愈。泻相火，则带淋畏热自除。

一〇〇、通摄兼进治经来如崩，腰髀酸楚法

〔原文〕瘰疬从情志易怒而来，久郁气火燔灼，值产育频经，奇经八脉不固，阳乘脉动，经来如崩。《内经》谓"阴络伤则内溢"，脉来虚数，肌肉易热，阴乏不主内守，浮阳扰越外翔，形症及脉难用温暖之药。平昔饮酒，不喜甘味，滋腻徒然，参苓仅到中宫。凡经水必由血海而下，血海即冲脉。自述腰髀酸楚，其损已久奇经。考宋、元、明诸贤，大凡不受热药体质，必用震灵丹以固下，更佐能入诸经之品，通摄兼进。

人参　茯神　女贞子　天冬肉　旱莲草　炙草　当归（炒）　枸杞（炒）

送服震灵丹六十粒。

〔**疏注**〕女子产育频经，奇经八脉不固，宜矣。然倘不情志易怒，久郁气火燔灼，何致阳乘阴动，经来如崩乎？因气火燔灼，故阴络伤则血内溢。络伤血溢，其阴必虚，故脉虚数、肌肉易热。因血海空虚，奇经受损，是以腰髀酸楚。夫脉数，似为热象，然脉来虚数，则非真热，而为阴虚证矣。肌肉热，似为外邪，然肌肉易热，则非外邪，而为内伤证矣。此证此脉，如药用温暖，则更伤其阴，恐阴必亡；如药用苦寒，则伤其阳，恐阳亦亡。案中"平昔饮酒，不喜甘味，滋腻徒然，参苓仅到中宫"数语，可见前医已施参苓及滋腻之药。今叶氏于方内仍用人参、茯神、炙草之甘药者，盖血脱者益气，缘有形生于无形。用通摄兼进之法者，因非通无以入奇经而固八脉，非摄无以固脏真而敛浮阳也。所以必用震灵丹[①]，更佐能入诸经之品者以此。

〔**按语**〕原文"其损已久奇经"，廖本作"其损已入奇经"。原文"灵震丹"，廖本作"震灵丹"，可从。原文中引《灵枢》"阴络伤则内溢"一句，"则"后宜添一"血"字，方与《灵枢·百病死生》第六十六的原文相符。

〔**方解**〕此乃足太阴、厥阴、手足少阴经之药。人参甘苦，炙草甘温，二者合用，能补中焦；旱莲甘咸，女贞甘苦，二者同用，最益肝肾。天冬苦寒以滋肾，茯苓甘温以补心。枸杞甘平，助阳生精；当归甘温，补血润燥。此方甘咸，苦寒与甘温复用，并与震灵丹合服，能通能摄，则奇经八脉自固也。又震灵丹乃足阳明、厥阴及手少阴经之药。紫石英甘温，代赭石苦平，能养血镇逆；禹余粮甘平，赤石脂甘温，能固下止崩。朱砂甘凉，可清心热；五灵脂甘温，能止经多。没药苦平以止疼，乳香苦温以活血。养血镇逆，则阴守阳潜；固下涩经，则血不内溢。血活则诸痛止，心清则心气宁。此方用治本案奇经八脉不固，经来如崩之证。前方煎剂送服，正合拍也。

〔**按语**〕妇女血崩之症，其致病因素甚多，治法亦不一。叶氏用通摄兼进之法，以治疗本案血崩之症，固属治法之一端，可为后世医中所效法。然医者遇本病时，除审证求因、辨证施治以外，还应采用民间验方，不可忽视。四川仁寿县鹤立公社名老中医黄文邦老师治血崩症的验方：叶子烟秆约一寸长，用任何一端均可，烧灰存性；棕榈皮6g，烧灰存性；乱头发6g，烧灰存性。以上三味共为细末，调匀，分作二次，温开水冲服。病重者，十余分钟服一次。血崩不止，可再如前法继续服此方。此方用叶子烟秆，因内含烟油，味辛气烈，烧灰存性则味辛微苦而涩，有止血不留瘀之作用。棕榈皮性平味苦而涩，能收涩止血；乱发味苦微寒，能补阴消瘀。二者烧灰存性，与叶子烟秆灰同服，止血力更强。

1953年，笔者的爱人尹自屏患血崩症，我曾用此方治疗，服二次后，血崩即止。1966年7月，余参加我院巡回医疗队，至岳池县蒲雅公社，曾与我院严士明医生，共同抢救一病人。农民陈某，女，28岁，患血崩重症，未施西医针药，病人服此方两次后，血崩即止。后将此方交流与仁寿县大革公社医院，蒋于经医师运用本方，已治愈妇女患血崩症者数例。黄老师平素以善用经方著名，而于贫苦农民之病，往往用简、便、验方治愈者，不乏其人，至今当地犹有口皆碑。余特介绍于此，以供参考。

〔**注释**〕震灵丹：禹余粮（火煅醋淬，不计遍数，手拈得碎为度）120g，紫石英120g，丁头代赭石（如禹余粮炮制）120g，赤石脂120g。

制法：并作小块，入坩埚内，盐泥固济，候干，用炭10斤，煅通红火尽为度，入地埋二宿，出火毒。次用乳香（另研）200g，没药（去砂石，研）200g，五灵脂（去砂石，筛）200g，朱砂（水飞过）100g，共为细末，以糯米粉糊为丸，如鸡头实大。用法：每服一丸，孕妇忌服。(《中国医学大辞典》)

原编后记

余尝读叶天士《叶氏医案存真》一书,深感其辨证精,立法严,处方灵,用药简。至于体贴病人之周,尤为后世医者之范。溯其祖述,乃渊源于《内》《难》、仲景之书,又兼汉代以下各名家之长,故其处方师古而不泥,其治病能获桴鼓之效也。案中如从三焦及卫、气、营、血辨证以治温病,从奇经八脉辨证以治虚损,用仲景及诸家学说,并采其名方加减以治内科杂病,皆叶氏之擅长,为后世医生所宜效法也。今为使学者易学叶氏之所长,则解释案中文字,深感必要。因此,余于《叶氏医案存真》一书,将其案中于个人有所心会,而又李启贤氏《叶案疏证》中一百案以外之未经疏证者,共选得一百案。引用《内》《难》、仲景及汉代以下诸名家之理论,以及叶氏《临证指南医案》等文,融会己见,用浅显文体,加以疏注、解释,畅发案中奥义,便于科研、教学、临床,以及初学中医学之人,而尤以对叶氏学说研究有兴趣者参考备用。疏注已毕,并将余平时临床用叶氏之方与法及其理论以治病,收到较好效果之典型病案约有十例,附于个别医案之注后,以证实此书名中之"存真"二字,确非虚语。此外,余在叶氏原文之前,提示每案的治法、主要内容,并分门别类,依次编号成册,以便读者查阅。本书谨遵《叶氏医案存真》之原文,未妄增减一字,或更改一字。倘发现原文有错落之处,笔者乃本清代廖振宗所著《医案存真注》之原文字句以疏注,并于按语内加以说明。本书间有药物剂量,原系用旧制钱数者,余则按今时公制折算,以克数代之。

本书自 1960 年起,利用业余之暇执笔,历时 6 年,未尝一日或辍。幸蒙我院党领导大力支持,始告完成。稿成以后,又蒙我院李斯炽、邓绍先、黄德彰、彭履祥、高蕊娟、李建民、李仲愚、杨介宾、谢永新、顾大德、陈治恒、张家礼、李耀光以及重庆市中医研究所谢任甫等老师审阅后,均提出宝贵意见,乃再经修改,然后付梓。在此,特向我院领导,以及院内外各位老师衷心致谢!因自愧学识浅陋,书中错误难免,尚祈同道不吝指正。

彭宪彰
于成都中医学院
1982 年 10 月